Les Médiations thérapeutiques

NOUVELLE REVUE DE L'ENFANCE
ET DE L'ADOLESCENCE

NUMÉRO 12

AREA
ASSOCIATION DE RECHERCHE SUR L'ENFANCE ET L'ADOLESCENCE

LES MÉDIATIONS THÉRAPEUTIQUES

Outils et pratiques : relancer la symbolisation

Dossier coordonné par
Claude Sternis et Philippe Petry

L'Harmattan

Site web :
association-recherche-enfance-adolescence.org
(Projet éditorial, recommandations aux auteurs, appels à contribution)

Les propositions d'articles sont à adresser au directeur de la publication ou à l'adresse mail de la revue.

Les tapuscrits sont lus par le comité de rédaction et le comité de lecture en double aveugle. Le comité de rédaction reste seul juge de l'opportunité de la publication des textes. Il peut demander aux auteurs, en lien avec le comité de lecture, des corrections de forme ou de fond.

Les textes sont publiés sur la seule responsabilité de leurs auteurs.

5-7, rue de l'École-Polytechnique - 75005 Paris

www.editions-harmattan.fr

ISBN : 978-2-336-54780-0

EAN : 9782336547800

Nouvelle Revue de l'enfance et de l'adolescence

Portée par AREA :

Association de Recherche sur l'Enfance et l'Adolescence
Parution semestrielle

Rédaction :
AREA, 12 Villa Henry
93230 Romainville

Tél. : 06 63 74 23 83
Email : arearevue@orange.fr

Remerciements

Le Comité de Rédaction de la *Nouvelle Revue de l'Enfance et de l'Adolescence* tient à remercier chaleureusement toutes les personnes ayant contribué à ce numéro en associant leur expertise, par leur lecture attentive et leurs conseils éclairés :

Myriem Auger, Judith Ayosso, Pascale Baligand, Benjamin Bonassi, Mathieu Crispin, Philippe Fabry, Caroline Gauvreau, Graziella Gilormini, Annath Golan, Marion Haza, Caroline Kamdoum, Yann Leroux, Xavier Malisoux, Stéphane Muhts, Anne Perret.

SOMMAIRE

ÉDITORIAL

Cookie Psy

Emmanuelle Granier[1]

Un couple, c'est l'histoire d'une rencontre qui dure entre deux personnes qui ne trouvent pas de raisons suffisantes pour se séparer[2]

Médiations, média (c) tions[3], action de médier : cette thématique chère à la Nouvelle Revue de l'Enfance et de l'Adolescence se voit cette fois déclinée par un couple, duo, binôme, paire, tandem ? – possédant un solide savoir expérientiel forgé à mesure par un travail en lien, réseau, équipes… Tous deux[4] se réclament du collectif, de la psychanalyse et autres appuis référentiels. Claude Sternis, auteure familière de cette revue[5], a mobilisé ses Asphodélien(e) s et autres compagnons de créativité. Elle présentera dans l'introduction les inspirations qui l'ont guidée et

---

[1] Psychiatre, praticien hospitalier en secteur de psychiatrie infanto-juvénile 75I11, psychanalyste

[2] Neuburger, R. (1994). *Le mythe familial* (p. 83 et p. 111). Paris: ESF.

[3] *Média (c) tions actuelles*, revue de l'Enfance et de l'Adolescence, numéro 97. Toulouse: Érès

[4] Philippe Pétry : Docteur en psychologie, psychothérapeute, psychanalyste et Claude Sternis : Psychologue clinicienne, psychanalyste, animatrice d'ateliers, enseignante en psychologie (EPP, Paris), superviseur d'équipe, directrice de formation à « Asphodèle, Les ateliers du pré » (Paris), formatrice.

[5] C.Sternis (2020). L'analyse des pratiques, arlésienne ou chaînon manquant. *NREA 3*, Paris : L'Harmattan.

C.Sternis (2024). Tracs de la trace, histoire d'une écriture (Making off). *NREA 10*. Paris : L'Harmattan.

les articles qui permettront, nous l'espérons, de susciter chez le lecteur le désir de concevoir de nouveaux dispositifs de terrain.

Au fond, la médiation thérapeutique n'offre-t-elle pas, opportunément en ces temps nouveaux, un outil face à l'individualisme, un « rempart à la destruction du collectif » ? Si la médiation s'utilise dans tous types de séances avec l'enfant et l'adolescent en individuel, elle ouvre naturellement au duo, binôme, paire, couple… partenariat… traduction, confrontation, malentendus, conflits ! Objectif : co-création, respect mutuel et approches multifocales, dépassement de soi, transmission aux stagiaires et, avant tout, soin à la valeur thérapeutique reconnue par, bien sûr, les patients et leur entourage, mais aussi maintenant par les chercheurs et évaluateurs.

De plus, il est bien agréable, en tant que psychiatre, de descendre de son « piédestal » et participer au théâtre d'improvisation avec ma collègue infirmière. Se faire plaisir dans le cadre du service public… mais où va-t-on ?

Connaissez-vous les aventures de Jean-Michel Déconstruit[6] ? Les autrices (« féministes ») y racontent entre autres l'histoire de « cookie Man », ni Super Man ni Spider Man. Qui est Cookie Man ? « C'est un type, il veut se faire bien voir, il veut des cookies quoi. Alors il répète les trucs féministes qu'il a lus sur *Madmoizelle !* », dit la belle héroïne, non-dupe du prince pas si charmant. Pauvre cookie Man, pauvres cookie Psys que nous sommes, assujettis à aller dans le sens du poil, nous soumettre aux injonctions administratives, au collègue parfois pénible, au partenaire atteint de surdité, et, pire, à nous-mêmes, à notre pauvre cerveau diraient les neuroscientifiques, abusé par la recherche de confort, menacé de chronicité.

L'apprentissage et l'usage des médiations ouvrent au renouvellement : nouvelles médiations, nouvelles pratiques, comme celle du roman photo des années de papa voire grand-papa proposé en groupe d'écriture privé du texte originel et réinventé en langue adolescente « textotée » par le groupe

[6] Ovidie, S.M. Larrouy (2024). « *La fabrique du prince charmant* », Paris : Seuil.

thérapeutique. Ce détournement subversif d'une œuvre sentimentale « paternaliste » surannée crée un effet/palimpseste intéressant pour nos jeunes patients.

Ainsi, à l'Université Lyon II, un collectif de recherche illustre cet objectif de renouvellement. Anne Brun, Bernard Chouvier, René Roussillon et bien d'autres proposent un Manuel qui fait référence[7], ainsi que des concepts tels l'« objet-medium malléable » par exemple. Les processus de symbolisation sont placés au cœur du travail thérapeutique — le sujet disposant de la possibilité d'intégrer les traces de ses expériences dans sa vie psychique en leur donnant forme. Les travaux du Professeur Anne Brun[8] et de ses équipes, et d'autres, constituent des éléments de réflexion incontournables à propos du langage du corps, du geste, de la posture, cf. le concept d'« associativité formelle »[9], allant de l'archaïque, du traumatique, vers la symbolisation.[10] Le corps, encore et toujours.

Pour finir, un mot sur la médiation écriture : les professionnels, très souvent, rédigent au décours d'une séance de groupe un petit texte co-écrit en binôme, parfois encore sur un petit cahier avec des lignes bleues et des marges rouges. Nombre de ces derniers se voient conservés par leurs auteurs anonymes. Loin du compte-rendu sec, immédiat, prudent, des observations cliniques du DPI, [11]ces témoignages d'un moment traduisent des émotions, ressentis, associations personnelles des soignants. Hélas, les petits cahiers sommeillent souvent dans les tiroirs de ces « agents » du terrain et du soin… Cette écriture pour soi, certes, permet l'élaboration nécessaire, dans l'après-coup du soin. Aller au-delà, publier ce qu'on n'est pas autorisé à écrire dans sa

---

[7] Sous la direction de Anne Brun, Bernard Chouvier et René Roussillon (2013). *Manuel des médiations thérapeutiques*. Paris : Dunod. 2e Ed.2019.

[8] Professeur émérite de psychopathologie et de psychologie clinique, Université Lyon2

[9] Anne Brun (2022). Nouvelles perspectives sur les médiations thérapeutiques, *Le Carnet Psy*, 2022/6 N° 254

[10] Voir aussi Christelle Lebon (2023) Les médiations thérapeutiques : la matière au service du soin psychique. Dossier du CarnetPsy 2023/35

[11] Dossier Patient Informatisé

fonction professionnelle, ou qu'on ne s'autorise pas à écrire, constituerait-il un pas supplémentaire ? Réponse en page 199.

INTRODUCTION

Claude Sternis[1]

Les « médiations thérapeutiques », objets de ce dossier, sont nées d'une réflexion très ancienne entre art, philosophie, folie et soin, apparue plus nettement en psychiatrie vers la fin du 18e siècle, dans le grand changement de la médecine et des perspectives concernant l'art. D'abord dénommées « art-thérapie » (ou « ergothérapie », ou « thérapie occupationnelle »…), elles n'ont cessé depuis de se répandre, entre autres en France depuis les années 1970, au carrefour de la psychanalyse (et de ses précurseurs, ici dans la psychothérapie des enfants, Mélanie Klein, 1929 et Anna Freud, 1945), de la « thérapie institutionnelle », du concept d'« expression » (Prinzhorn, 1922), de « l'art brut » (Dubuffet, par Thévoz 1981), des « pédagogies actives », et des « médiations culturelles » (lois de 1936 et 1959[3]). Référées au terme latin « médiare » (« être au milieu », « mettre en lien »), j'en propose ailleurs (Sternis, 2023 et 2024) et dans cet ouvrage la définition suivante : « Utilisation, individuelle ou groupale […], de médiations par un ou des animateurs, qui délimite un espace-temps de possibles, avec des moments de création et de parole, pour une mise en forme expressive, gestuello-sensorielle et relationnelle, des contenus non encore symbolisables, grâce au cadre "contenant" (et à sa partie matérielle, le "dispositif"), à la relation (à soi-même, au groupe, à l'animateur, au média), pour un changement et un mieux-être du sujet ». Nous nommerons « animateur » la personne qui anime l'atelier, quels que soient ses médias, métiers et visées (psychothérapeutique, rééducatif, de re-narcissisation-lien

[1] Psychologue clinicienne, psychanalyste, directrice de formation à *Asphodèle Les ateliers du pré.*

[2] Prinzhorn Hans (1984), Expressions de la folie, Dessins, peintures, sculptures d'asile, Connaissance de l'Inconscient, Gallimard.

[3] Les « médiations culturelles » ont été organisées en France par le ministère de la Culture, suivant les recommandations du Front populaire de 1936, par la loi du 24 juillet 1959, pour « rendre accessibles au plus grand nombre les œuvres capitales de l'Humanité et […] favoriser la création des œuvres de l'art et de l'esprit ».

social, éducatif, culturel, pédagogique…). Et « médiateur » le support utilisé de l'un des trois « ordres ». Les « médiations plastiques » (celles qui peuvent produire des objets) sont souvent citées en premier. Elles seront représentées ici par l'argile et la photo, mais cela pourrait être aussi la peinture, le collage, la sculpture, etc. Les « arts du corps », où le corps est appui et moyen d'expression, sont les plus présentés dans cet ouvrage avec le jeu, l'improvisation théâtrale, la marche, le conte et l'équithérapie, et même, proches du sans trace, les médiations numériques (réseau social, vidéo), mais nous pourrions penser aussi à la danse, la musique, les percussions, la voix, le clown, l'escalade, l'athlétisme, etc. Enfin l'« écriture » (lieu de l'apparemment commun, de l'intime et du social) est ici figurée (vidéo/écriture), mais cela pourrait être aussi des jeux d'écrits, de la poésie, des nouvelles, du journal intime ou d'institution, etc. De nombreux ateliers utilisant la trace, parfois de façon éphémère, sont donc envisagés dans ce Numéro 12 intitulé : « Les médiations thérapeutiques. Outils et pratiques : relancer la symbolisation ».

Car leur utilisation est aujourd'hui de plus en plus identifiée et diversifiée, institutionnellement ou hors les murs, et devient un repérage clef de la clinique des individus et des groupes, bordée d'un côté par les usages artistiques et de l'autre par la prise en charge individuelle d'inspiration psychanalytique.

Le terme générique de « médiations thérapeutiques » renvoie en effet à des objectifs et à des usages divers, de la « psychothérapie » au « lien social » (non sans effet de soin), en passant par la pédagogie, le loisir, le rééducatif, l'éducatif, mais aussi, nous le verrons, à des publics multiples.

Quant à ces dénominations variées (« atelier », « groupe thérapeutique »…), si « atelier » est souvent retenu (de « astelle »[4]), les terminologies diffèrent selon qu'on s'intéresse surtout à leur création artisanale d'objets (ergothérapie…), au pouvoir de leur médiateur (« art-thérapie »), ou à leur cadre soignant (« médiations thérapeutiques »). C'est cette troisième

---

[4] « Astelle », terme français du XIVe siècle qualifiant des « copeaux, déchets et éclats de bois », puis le « chantier où travaillent ensemble des artisans, des ouvriers », et finalement les lieux et moments où cela se passe.

entrée, introduite en France par Ophélia Avron (1986) et fortement mâtinée de psychanalyse, de langage, voire d'« l'interprétation » (« fonction alpha », Bion, 1979), dans son lien à la symbolisation, qui sera la plus signifiée dans les concepts et expériences déroulés ici.

Les interrogations qui ont guidé ce Numéro de la *Nouvelle Revue de l'Enfance et de l'Adolescence* autour des « médiations thérapeutiques », envisagées comme levier de re-symbolisation, l'ont été à la rencontre de professionnels de différentes spécialités (psychologues, psychanalystes, psychomotriciens, orthophonistes, enseignants...) et d'objectifs variés dans des lieux divers : IME[5], mission humanitaire, CATTP[6], CMP[7], PRE[8], UEHC[9], hôpital de jour, MECS[10]. Elles ont concerné, des étayages théoriques aux mises en action les plus concrètes, un public diversifié : autistes ; très jeunes enfants dénutris ; enfants dysharmoniques à troubles neurodéveloppementaux, de la temporalité, des apprentissages ou de l'attachement ; adolescents empêchés de penser, ou judiciarisés.
Comment ces médiations thérapeutiques se déploient-elles, vis-à-vis des enfants et des adolescents, en difficulté psychopathologique ou « normopathes », et au fil de ces différents objectifs ? Avec quelle créativité et jeu dans la mise en place ? Qu'en est-il de leurs cadres, de leurs dispositifs ? Quelles articulations/transformations avec les lieux éducatifs et/ou soignants interdisciplinaires qui les accueillent, les familles des usagers, et notre société en mutation qui les génère (ou qui les tolère) ? De quelles théories s'inspirent-elles, avec quels corollaires et conséquences ? Qu'en est-il de la mixité des usagers dans les groupes en matière de pathologie et de leurs coanimateurs au plan professionnel ? Y a-t-il un écart sensible entre les pratiques individuelles et celles de groupe ? Qu'en est-il de la partition entre la technique (d'animation), les règles et

---

[5] Institut Médico Educatif.
[6] Centre Médico-Psycho-Pédagogique.
[7] Centre Médico-Psychologique.
[8] Programme de Réussite éducative.
[9] Unité Éducative d'Hébergement Collectif.
[10] Maison d'Enfants à Caractère Social.

effets du médium et les rencontres (et liens transféro — contre-transférentiels) ? Quelles sont leurs conditions minimales de fonctionnement ? Et leurs effets ? Comment décrire les processus de symbolisation à l'œuvre ? La matérialisation du support et l'appel au corps y contribuent-ils ? Quelle y est la fonction de la parole ?

Nous avons choisi, pour ce faire, d'en proposer trois angles d'approche, qui constituent trois parties complémentaires.

Dans la première, « *Médiations thérapeutiques et symbolisation primaire, aux origines de la trace* », Claude Sternis ouvrira le déroulé aux repères théoriques et à la clinique d'un atelier psychothérapeutique d'argile, des pré-formes fugaces peu à peu signifiantes, à la trace, l'altérité et la démutisation, donc à la symbolisation, avec « *Prémisses de la trace et de la symbolisation : un atelier à médiation psychothérapeutique argile avec des enfants autistes en IME* ».

Puis Gwenola Ghanes présentera, sous le titre « *Dans les bidonvilles de Tananarive, des ateliers de jeu libre... pour soigner la malnutrition ?* », son expérience de psychologue dans un centre de renutrition à Madagascar, où la mise en place d'ateliers et le jeu mère-enfants-professionnels sert de déclencheur pour des enfants hors-trace dévastés par l'extrême précarité, à des rencontres reviviscentes où la dimension psychique peut être entendue et stimulée, en même temps que la survie.

Angélina Bonnet, Maud Bouyssi, Laure Lambron Karine Macocco et Hélène Piana nous exposeront alors l'histoire clinique et psychothérapeutique vécue avec une enfant de 9 ans suivie en CATTP, « *L'atelier psychothérapeutique terre comme possibilité de symbolisation. Le cas de Zoé* », où nous verrons, après l'explicitation des présupposés et du fonctionnement de ce groupe, comment Zoé y reconstruit, à partir d'un retour aux expériences subjectives archaïques, dans ce cadre sécure, ses expériences traumatiques précoces, accédant peu à peu à la rencontre de l'objet, y projetant des éléments de son monde interne, jusqu'alors indicibles ou mis en acte, relançant en cela sa symbolisation et sa pulsion de vie.

Dans la seconde partie, « *Pratiques et réflexions sur les médiations thérapeutiques en groupe avec des enfants* », François Blauwart et Charlotte Marcilhacy nous permettront d'interroger, avec « *L'improvisation théâtrale : du corps agi à l'acte créatif* », les enjeux du corps au théâtre et leur possible métaphorisation, à travers les potentialités expressives et réflexives du jeu théâtral. De l'écoute et de l'espace scénique, découle, dans cet atelier coanimé par des soignants et une actrice metteuse en scène en CMP pour des enfants en grande souffrance psychique, un accès vers un imaginaire partagé et une symbolisation de leurs expériences indicibles.
Suit la présentation de Julia Violon, « *Marcher "hors les murs" : une méthode clinique de l'itinérance thérapeutique* », qui modélise un dispositif de sorties hebdomadaires en groupe, relançant l'accordage et la symbolisation de jeunes patients accompagnés en CMP, en difficultés dans leur transformation prépubertaire, leurs relations et/ou leurs apprentissages, y développant la fonction des accompagnants-thérapeutes et leurs adaptations d'un cadre « mouvant et nomade », qui mobilise sensori-motricité et groupalité, vers des possibilités inédites de symbolisation et d'alliance thérapeutique.
Puis Céline Dupuy, avec « *L'intérêt du cadre temporel en orthophonie dans un groupe "Contes en scène" en CMP pour des enfants latents* » nous montrera, à partir de différents exemples de sa clinique d'orthophoniste dans un groupe thérapeutique fermé dit « Contes en scène », comment ce média et son cadre, par leur temporalité et leur potentielle transformation des angoisses archaïques, peuvent offrir une matrice à la symbolisation, du temps objectif au temps subjectif, chez les enfants avec troubles des apprentissages qui y sont accueillis.

Enfin, des pratiques spécifiques vous seront présentées sous le titre : « *Des médiations thérapeutiques avec les adolescents* », d'abord par Elen Geffroy qui exposera ses recherches et sa pratique auprès d'adolescents en panne ce symbolisation, sous le titre « *De la pratique photographique à la trace écrite ; un atelier photo (sténopé) — écriture* ». Nous y verrons comment cet atelier s'avèrera un redynamiseur de sens pour les représentations

internes, retravaillant, entre photo et écriture, leurs processus de symbolisation (et indirectement les expériences d'apprentissages).
Suivront Alix Deswaziere et Magali Ravit, avec « *Médiation équine auprès d'adolescents délinquants : de la mimésis à l'introjection* », qui nous montreront comment la rencontre équine régulière proposée comme tiers à des adolescents judiciarisés, peut intensifier les contacts adolescents/éducateurs/psychologues, au-delà de l'imitation, de l'acte et de l'emprise, apprivoisant le lien et ouvrant les portes de l'inédit et de l'introjection, chez ces jeunes en grande fragilité narcissique.
Aurore Caffier et Marion Haza-Pery, dans « *Don' t tell it, show it* » : *YouTube comme support au travail pubertaire en médiation thérapeutique groupale avec des adolescents* » développeront des séquences cliniques issues d'un dispositif thérapeutique groupal de médiation « partage de vidéos sur YouTube », auprès d'adolescents en hôpital de jour et en MECS, y explorant les objets culturels repérables comme autant de signes du travail du pubertaire, entre images et expression verbale.
Enfin, Elisa Ribeiro Meirelle et Marion Haza-Pery nous exposeront leur dispositif psychothérapeutique vidéo-écriture sous le titre « Une médiation mixte "*Jeu vidéo et écriture" : entre narrativité et symbolisation* », en s'appuyant sur la complémentarité de ces deux médias, qui structure (étayée sur l'utilisation personnelle d'un carnet), pour des jeunes issus de la protection de l'enfance, souvent aspirés par l'agir et à l'histoire familiale agitée, les différents temps des séances, relançant la fonction de représentation et de symbolisation.

Rappelons pour conclure que, comme le disait Winnicott (1975) à propos de l'espace et des phénomènes transitionnels, et comme nous le découvrirons pas à pas dans ce dossier, même si nous les observons par le prisme de différents médias aux indéniables qualités propres, ce ne sont pas ces médias qui effectuent l'essentiel du travail, mais le processus, sa dynamique transféro-contre-transférentielle et son cadre, passeurs de relation, de langage et de symbolisation.

Bibliographie

Avron, O. (1986). *Les processus de symbolisation.* Paris : Bulletin intérieur de l'I.P.C.

Bion, W.R. (1979). *Aux sources de l'expérience.* Paris : PUF.

Freud, A. (1945, 2002). *Le traitement psychanalytique des enfants.* Paris : PUF.

Klein, M. (1929, 1968). *Envie et gratitude.* Paris : Gallimard.

Prinzhorn H. (1922, 1984). *Expressions de la folie.* Paris : Gallimard.

Sternis, C. et al. (2023). *Traces, Médiations thérapeutiques/symbolisation, clinique de la forme et de l'éphémère.* Paris : Asphodèle.

Sternis, C. (2024). Traces de la trace, histoire d'une écriture (Making off), in Revue NREA, N° 10, Prévention/Création. Paris : L'Harmattan.

Thévoz, M. (1981). *L'art brut.* Lausanne : Skira.

Winnicott, D.W. (1975). *Jeu et réalité, l'espace potentiel.* Paris : Gallimard.

1. Médiations thérapeutiques et symbolisation primaire, aux origines de la trace

Prémisses de la trace et de la symbolisation : un atelier à médiation psychothérapeutique argile avec des enfants autistes en IME[1]

Claude Sternis[2]

Introduction :

Psychologue clinicienne et psychanalyste auprès de personnes autistes, j'ai eu l'occasion de développer et d'enseigner les médiations expressives en groupe et leur cadre et souhaite vous présenter dans cet article cette pratique et ces ateliers, et leur adéquation pour le travail de la symbolisation, notamment avec des sujets autistes (Sternis, 1997).
Car ces « psychothérapies de groupe à médiations » me paraissent une réponse adaptée pour les patients en difficultés dans les soins classiques, majoritairement verbaux, pour ces autistes en particulier, où ils peuvent y bénéficier, en petit groupe, dans un environnement très cadré et ritualisé, d'une médiation sensorielle pour leur expression et leur symbolisation encore primaires, autant que de la « contenance » (Winnicott, 1975 ; Bion, 1979) d'une équipe de thérapeutes, étayée dans son « portage », aussi bien que dans sa « limitation » (Sternis, 2001) et sa « résistance à la destruction » (Winnicott, ibid. ; Bion, ibid.), vers un espace possiblement « transitionnel » (Winnicott, ibid.).
Je vous parlerai donc de l'« atelier psychothérapeutique argile » coanimé, où fut pris en charge Amin, autiste de huit ans.

1— L'autisme, identifications, trace primaire et symbolisation

[1] Institut Médico Educatif.

[2] Psychologue clinicienne, psychanalyste, directrice de formation à *Asphodèle Les ateliers du pré,* enseignante en psychologie, superviseur d'équipe, animatrice d'ateliers d'expression à médiations thérapeutiques (peinture, argile, sable et eau, jeu dramatique, écriture…), avec des publics variés (notamment des personnes autistes, enfants, adolescents ou adultes). (asphodelle@hotmail.com, www.asphodelelesateliersdupre.fr)

L'autisme, tel que l'a défini Tustin (sous le terme « d'autisme psychogénétique », 1989) est, en complément d'entrées causales génético-neurologiques, une perturbation sévère de la relation, de la différenciation et de l'image de soi (« moi-corporel », Haag, 2018), qui affecte le type « d'identification », tel que Klein (1968) puis Meltzer (1975) les ont décrites.
Celle-ci est d'abord « adhésive », en « objets partiels » collés à la surface de l'autre, là où les parents (ou soignants), de « holding » (« portage » psychique et physique, Winnicott, ibid.) en « handling » (soins psychiques et physiques, Winnicott, ibid.), tentent de répondre le plus parfaitement possible à ses besoins, le confortant dans l'illusion toute-puissante qu'il les a créés. Cette phase est suivie de la « schizo-paranoïde », chère à Klein (ibid.) et à Bion (ibid.), avec tous ses clivages (en bons et mauvais objets), où le mode relationnel est explosif (et psychotique) et l'autre un contenant reconnu, mais troué. Les parents (ou soignants) deviennent ici « suffisamment bons » et peuvent le frustrer un peu (Winnicott, ibid.). Enfin est l'identification pleine (et la santé mentale), « position dépressive » de Klein (ibid.), où le lien est à « l'objet total ». On comprend que l'autisme se déploie essentiellement sur le mode de « l'identification adhésive » et que ses troubles ne peuvent que modifier profondément son rapport à la trace et à la perception du volume (ce que Meltzer, ibid., appelle la « géographie du fantasme »).
Mais approfondissons à présent cette trace. Je l'ai définie (Sternis, 2023) à partir du Larousse, comme une « suite de marques laissées par le passage d'une personne, d'un animal [...], d'un évènement passé » et ai montré sa naissance (Sternis, ibid.) comme « un assemblage de sensations préverbales ("données des sens [...] ni ressenties ni refoulées", Bion, ibid.), secondairement logées en soi, en une « enveloppe-peau » (Anzieu, 1985), ébauche du moi et de la perception de l'environnement, de l'autre, de l'espace et du temps.
À l'heure de « l'identité adhésive » (et de l'autisme... et peut-être de la préhistoire des humains), le monde du sujet est « unidimensionnel » (Meltzer, ibid.), inclus dans l'autre, donc sans trace ni langage. Primaire, la symbolisation permet un affect massif, mais indifférencié, auto-sensuel, ou l'interne et l'externe ne sont pas repérés. Peu à peu cependant, à force de nominations

et de démonstrations contenantes par l'autre, une interaction minimum devient possible, générant les perceptions « bidimensionnelles » (Meltzer, ibid.) de « l'identification projective », qui ne sont encore que des présymboles (les « éléments bêta » de Bion, ibid., non conscientisés et éphémères). On pourrait dire qu'à ce stade, ressentir ce que l'on sent et percevoir ce que l'on trace est loin d'être une évidence.
Mais la symbolisation se précise et la trace se déploie, mouvement vers l'autre en même temps que marque de différenciation. Cela se produit quasi en même temps, chez l'enfant ordinaire de un an, que le « pointage proto-déclaratif » et les prémisses du langage, avec tous trois la même signification : « tu n'es pas moi, tu n'es pas en moi donc je m'adresse à toi, je te montre »). Il s'agit d'un « pré-dessin », rencontre (Sternis, 2011) d'un mouvement volontaire, d'un traceur (partie ou produit du corps puis, objet dur "autre-que-soi, bâton, feutre, craie, crayon, pinceau…) et d'un support : aliment, produit du corps, sol, mur, tableau et, stade ultime, « feuillet détachable »). Ceci est notre étape finale d'« identification » au mode perceptif « tri » et « quadridimensionnel » (Metzer, ibid.). La trace y est nettement figurative et codifiée. Elle mènera plus tard à l'écriture, liant phonie et graphie… Après la préhistoire des humains sera celle de la « gestaltung »[3], cet apparemment inutile (pour la survie organique) si indispensable, qui atteste de notre humanité et la protège.
Mais revenons à l'argile et à l'atelier mis en place vers cette trace primaire.

[3] « Gestaltung » ou « expression » ou « pulsion à créer des formes » (Prinzhorn, 1922).

2— Un atelier psychothérapeutique argile

L'« atelier psychothérapeutique argile » se trouve dans un IME de la région parisienne, où je l'ai animé pendant quinze ans pour répondre aux besoins spécifiques des enfants autistes. Groupe fermé, il s'adresse, pendant la durée du contrat, aux mêmes cinq patients, accueillis par les mêmes quatre cothérapeutes, et a pour objectif une prise en charge où les attitudes, paroles et relations (transferts sur les thérapeutes, liens aux autres patients), sont aussi importantes que les sensations occasionnées par les médias et productions éventuelles : pas d'obligation de toucher l'argile, l'eau, de faire des formes. Nous sommes dans le « non-directif » au sens de Stern (1989), au cadre très strict, mais à la production totalement libre sans jugement ni induction technique, tour, figures à copier, cuisson, ou exposition. Nous ne créons pas avec les enfants (pour éviter d'être modélisés et rester totalement disponibles à leurs besoins et accompagnements).
Les indications sont prononcées en « réunions de synthèse » par l'équipe sous la responsabilité du psychiatre (et ratifiées par les familles, qui rencontrent les animateurs-thérapeutes avant le démarrage dans une « réunion des parents de l'atelier »). Elles concernent de jeunes autistes (ou psychotiques), avec ou sans langage, qui peuvent l'accepter ou la refuser. S'ils l'acceptent, ils signent, lors d'un « entretien individuel d'indication », un contrat (un an, reconduit si besoin) et s'y rendent toute l'année. L'atelier a lieu chaque semaine (quel que soit le nombre de présents) sur le même horaire, avec les séquences : préparation du local (et transmissions), trajet aller (100 mètres environ, autonome progressivement, comme le retour), séance d'argile proprement dite encadrée par deux « temps de parole » (possibles même avec des mutiques : à des nouvelles institutionnelles succèdent de l'expression vocale ou gestuelle). Pendant ces « temps de parole » ont lieu deux rituels (mise ou retrait des blouses et des « ronds-rituels »[4] des présents). Le retour des patients est suivi d'un « post-groupe » entre animateurs-

[4] « Rond-rituel » : image choisie à la première séance représentant (avec son nom) chaque personne de l'atelier pour un an (les boîtes individuelles pour les productions portent la même image).

thérapeutes. L'atelier se déroule toujours dans le même local, un peu extérieur, servant à plusieurs activités, mais « reneutralisé » à chaque séance et sans fenêtre à la vue (ici aussi selon le modèle de Stern), avec le matériel de ce local (tables, chaises, ustensiles, miroir, pendule, deux points d'eau dont un chaud/froid sous un miroir) et du matériel spécifique : rideau de séparation espace de parole/espace d'argile, argile (noire, blanche, rouge), protections des tables, « panneau-rituel », cuvettes, blouses personnelles, boîtes individuelles, bac de recyclage (« souille »), autres ustensiles. Les médiateurs fluides argile et eau suscitent un travail particulier de contenance (soi/non-soi, dedans/dehors), des ressentis du corps (lisse/rugueux, dur/mou, plat/volume, sec/mouillé, propre/sale, odeurs, goûts, sons, couleurs, chaleur…) et de leur représentation (haut/bas, hémicorps droit/gauche, vide/plein…) que nous utilisons abondement, et mettons en gestes et en mots.
Notre rôle d'animateurs-thérapeutes est de mettre en place le groupe (son « cadre » et son « dispositif » matériel, dont nous sommes garants, comme de son espace privé et du détail de ce qui s'y passe[5]), tout en coopérant avec l'équipe (nous allons d'ailleurs aux « synthèses » précédant et suivant chaque indication). C'est aussi de mettre en sens (et en mots) ce qui est donné à voir par chacun (et par le groupe : interprétation individuelle et/ou de groupe), de sa relation à lui-même, aux autres patients, à nous et aux médiateurs. Pour cela nos rôles sont équivalents même si nos expériences et formations initiales diffèrent[6].
Le « post-groupe » après chaque séance nous permet d'élaborer (et d'écrire, pas de prise de notes pendant les séances), avec une grille d'observation spécifiquement créée, sur notre coanimation et sur les patients et ce qu'ils nous font vivre (contre-transfert),

[5] Les productions restent dans l'atelier, à une exception près lors de la dernière séance.

[6] Mes co-animateurs sont une éducatrice et deux stagiaires (une psychologue et une art-thérapeute), les transferts/contre-transferts se déployant aussi quand l'atelier est co-animé par des non-psychologues, faisant fi des distinctions statutaires, mais nécessitant un espace de pensée suffisant (formation spécifique, supervisions, « post-groupe », bilans) pour être travaillés. Le groupe peut d'ailleurs fonctionner si deux d'entre nous sont présents.

déjouant ainsi en partie, par le croisement des perceptions, les charges ressenties et les utilisant comme outil de réflexion : de l'angoisse au vertige en passant par les sentiments de toute-puissance ou de nullité, dans quel état le patient met-il chacun d'entre-nous ? Ces « post-groupes » sont ponctués de bilans internes utilisant nos notes (comme la préparation de la dernière séance, moment de métaphorisation et de séparation, où un « retour annuel » est fait dans le groupe pour chacun). Quant à Amin et à sa trace…

3— Amin, l'enfant-souffle, un an de parcours dans l'atelier psychothérapeutique argile[7]

Cette année-là, l'atelier psychothérapeutique argile, du fait du niveau très autistique et quasi mutique du groupe (deux enfants seulement au départ ont accès au langage), s'est transformé en une sorte de cloaque où l'eau et la boue (la « souille ») se mêlent, mais où la question de la peau (l'enveloppe) qui émerge est aussi celle de la couleur (trois patients et une animatrice sont d'origine africaine).

Amin a huit ans lors de son intégration à l'atelier. Noir de peau, né en Afrique occidentale et arrivé en France à deux mois avec ses deux parents (agents de propreté) après une période de chômage, dans un climat de précarité, de dépression et de violence. Il est le troisième de quatre, dont deux aînés restés au pays jusqu'à ses trois ans, date de sa scolarisation (réduite vite à deux demi-journées par semaine), de la naissance de sa dernière sœur et de sa décompensation (autisme secondaire ?), après un développement dit « sans histoire » (avec allaitement jusqu'à deux ans et demi), mais vraisemblablement sans parole.

Les premières observations médicales datent de ses trois ans et demi (« tristesse, absence psychique ») et quatre ans (« stéréotypies, agitation »). Maintenu en école maternelle jusqu'à sept ans à temps très partiel, avec diagnostic « d'autisme

[7] Une partie de cette présentation a été exposée sous une autre forme les 29/30 novembre 2007 à Dijon au Colloque International francophone « Pratique et évaluation des psychothérapies ». Les prénoms et tous détails permettant de reconnaître les personnes ont été modifiés, par souci de confidentialité.

avec déficience intellectuelle grave», Amin est orienté dans l'IME où je le rencontre, où est notée son « absence totale de langage », un « regard périphérique », des « stéréotypies », et des « faiblesses en compréhension ». Le projet de soin pour lui propose d'inventorier encore ses aptitudes, de travailler avec sa famille, de favoriser, par différentes prises en charge éducatives, rééducatives et thérapeutiques, l'émergence de son langage et ses apprentissages, son autonomie (entre autres alimentaire) et son intégration sociale. Le projet de l'atelier argile qui y est inclus insiste sur "la nécessité d'un suivi psychothérapeutique (vu ses angoisses massives, ses problèmes de communication), plutôt groupal (pour la coanimation, vu sa réticence dans le face-à-face et ses difficultés avec les autres, à travailler) et médiatisé (eau, terre, vu sa fragilité à la communication directe et son absence de langage). L'objectif est de « favoriser son repérage de lui-même, de ses émotions et de leur expression, entre autres verbale ».

Le premier contact approfondi avec Amin a lieu lors de « l'entretien individuel d'indication ». Il ne cherche pas à partir, mais reste craintif, tassé sur sa chaise, le regard absent ou regardant ses doigts qui s'agitent en stéréotypies agiles. Pendant que nous lui expliquons le projet, il vient s'asseoir au sol près d'une cothérapeute jamais rencontrée auparavant, ce que nous estimons constituer son accord. Il n'a alors ni pointage ni accès à la trace, mais prend le papier du « contrat » signé par nous. Ses parents ne répondront pas à notre invitation à la réunion préalable, mais signeront avec le psychiatre le projet de soins incluant cette prise en charge.

Commence l'année d'atelier de 31 séances. Amin y a le regard peu, puis plus présent, mais souvent alors exagérément dense, captivé, en un masque d'émerveillement où négatif, refus ou anxiété ne peuvent s'inscrire. Il est muet, le corps vibrionnant, en permanente « enveloppe de mouvement » (Anzieu ibid.). Il nous intrigue, nous capte[8], provoquant des dissensions, entre nous ou avec l'institution.

[8] J'ai été souvent le « rapporteur-scribe » d'Amin, prenant les notes sur lui au « post-groupe » et l'ai présenté plusieurs fois en conférence, rêvant la nuit de son départ. J'ai plusieurs fois utilisé (comme une au moins des co-animatrices)

Toujours prêt avant notre arrivée, il la guette dehors, perché sur une balançoire et montre sa motivation. Il ne manque d'ailleurs qu'une fois, pour maladie qui suit celle de Eva, l'éducatrice-thérapeute. Son entrée dans l'atelier, craintive au départ, sera par la suite rapide, voire précipitée (il est même souvent le premier). Il reconnaît vite son « rond-rituel » (image choisie : un enfant noir) qu'il peut placer sur demande, et instaure vers le milieu de l'année un rite de serrement des mains avec chacun au premier « temps de parole », ce qui ne l'empêche pas de s'asseoir à l'envers, tournant le dos, au moindre changement annoncé ou tension groupale. Sa sortie est plus difficile (stéréotypies, autonomie du lavage des mains tardive), et progressivement opposante avec refus de s'arrêter, de sortir, sans gestion spontanée de son rond, même si son retour peut, porte franchie, être rapide. En fin d'année il casse même le savon du lavabo, dont il fait fondre les morceaux.
Son activité de l'année est d'abord centrée sur l'eau (brûlante ou froide, elle deviendra tiède), puis il s'approche de la terre, circule de façon puis signifiante dans l'espace, avec des jeux de rythme (outil sur le lavabo) et paraît sensible à ce qu'on lui réponde, l'imite. Il fait aussi des jeux de savonnages nettoyant/blanchissant, d'éclaboussement, de cache-cache des yeux, avec patients ou animateurs. La terre de « souille » est utilisée par lui, toujours sans paroles, pour servir cette symbolisation primaire. Il la frôle, la goûte, la suçote, s'en enduit, y agite ses doigts. Elle a ici tout d'un « objet interne ». Mais, la terre mouillée sous l'eau chaude du lavabo au miroir, il en vient à la regarder, se regarder, nous regarder. Et il la lave, la lisse. L'eau et la terre (noire en particulier) débordent. Il touche son visage, son corps, m'appelle des yeux. L'émotion nous relie. Immergeant ses bras dans la « souille » qu'il a rendue tiède, il demande à être bercé. Et je le berce, parle, chantonne (interprète ?). Nous faisons des jeux de contenants et lui des

---

des supervisions externes pour penser autour de lui. Et nous percevons différemment son angoisse, pour moi intense, sa compréhension, qui m'apparaît « fine », sa communication, qui me semble « plus présente »... nous n'entendrons d'ailleurs pas les mêmes mots quand il se mettra à parler.

empreintes de doigts, de mains. Le pointage advient dans cette séquence de dérigidification et il commence à utiliser sa boîte de thérapie pour y mettre des souffles[9] et, plus tard, pour la remplir de la terre de « souille » manipulée dans la séance, puis la vider et re-remplir totalement. Le « contenant-souille » devient comme un espace personnel qu'il vide, remplit et la terre davantage un « objet-autre-que-soi » (Winnicott, ibid.). Les autres s'intéressent, l'imitent. Nous sommes aux deux tiers de l'année. Le groupe sort du cloaque.
Avec les thérapeutes, la sollicitation d'Amin a été dans un premier temps très indirecte (eau trop chaude appelant intervention, regards derrière lui par miroir interposé, souffles…) et nous avons mis du temps à en prendre la mesure. Mais elle devient manifeste après la séquence de berçage qu'il a initiée, où sa carence d'origine a pris forme (et ses interrogations de couleur, blanc/noir), pour peu à peu se penser, se dire[10] appuyée sur nos rêveries interprétatives. Celles-ci sont liées souvent à des aléas du « post-groupe », ou à des incidents du contre-transfert : le sentiment qu'un animateur traite mal Amin, ou lui « passe tout »…) L'écoute d'Amin y est très attentive (et relayée dans un espace extérieur, avec ses parents).
De même, avec les patients, entre sa résistance et ses esquives, ses communications sont d'abord allusives, mais ces signaux vont devenir manifestes, notamment quand nous les nommons : il imite Orient, le plus parlant du groupe, qui tentera de lui faire répéter des chiffres, joue près de François, l'autre garçon, jusqu'à une lutte corps à corps. Il accepte un contact nez à nez avec la jeune Joana. Il montre aussi des rivalités directes, se collant sur les thérapeutes s'ils sont sollicités par un autre. Ainsi, si la forme n'est pas encore vraiment là, car l'eau et les déplacements prédominent, une empreinte de l'intérieur de sa main en argile sera par lui déposée dans sa boîte, le contenant du miroir servant

---

[9] Ce sont les premières communications directes d'Amin : souffler vers un adulte, notamment si celui-ci paraît en retrait ou préoccupé.

[10] La période de la fuite, lors de ses deux mois, du pays chaud, puis la dépression, à peine compensée par un long allaitement, et le choc du retour de la fratrie, de la naissance de sa sœur et de sa scolarisation, précipitant sa décompensation. L'argile manipulée et déplacée paraît rejouer l'histoire…

d'appui. Au-delà de la sidération première, stéréotypies et angoisses d'abandon (lors de chaque départ) diminuent. La relation émerge peu à peu, et avec elle des regards adressés (et des poignées de main), ouvrant à la différenciation (voire au négatif), au fil des séances. Et ouvrant au langage : souffles, émissions sonores, syllabes face à la glace, y cherchant nos yeux derrière lui, chantonnement au miroir de chansons sans les mots (« La baleine bleue », « Trois p'tits chats »), prosodies et écholalies de fin de phrases et même un « nananinananère » à un enfant ou un « à tes souhaits » (à Orient qui éternue) ou « arrête » (à Joana, agitée).
Lors du « retour annuel » de la dernière séance (je ne suis pas cette fois son « rapporteur-scribe »), Amin ne souhaite emporter ni terre de sa boîte, ni « rond-rituel » (qu'il donne à Eva), mais montre de l'attention aux bilans et écoute fort le sien qu'il écholalise, s'applaudissant quand ses progrès sont pointés. Il touche le bras d'Orient et dit « ami »). La « synthèse clinique » qui suit entérine cette évolution, en communication et démutisation : « développement de l'imitation, de l'intérêt pour les livres, de l'autonomie en famille où il mange seul ; baisse des stéréotypies, goût pour le classement et le rythme ; à la chorale il répète mots et fins de phrase ; reconduction de l'indication en atelier psychothérapeutique argile ».

Conclusion

Même si la construction de formes est encore en marche pour Amin et l'argile plus utilisée pour sa fluidité enveloppante que comme « médium malléable » (Milner, 1952), porteuse de traces explicites, transmissibles, au sens plein de la symbolisation secondaire, l'évolution d'Amin lors de cette première année d'atelier argile est manifeste. En atteste son usage projectif de l'eau (brûlante, puis brûlante/froide, puis tiède) et de la terre, d'abord comme corps propre (soignée en place de sa propre peau qu'il couvre ou macule à défaut de la toucher), puis comme contenant (recherche des limites terre/eau quand elle fond). Il en fait un support de régressions (berçages à la « souille »), et d'histoire, un marqueur identitaire (avec interrogation de couleur, d'origines). Les relations et le langage s'y accrochent.

Ce jeune garçon y poursuivra trois ans ce parcours à l'atelier d'argile, en parallèle d'autres apprentissages institutionnels éducatifs et scolaires. Il paraîtra s'y extraire peu à peu du cercle tourbillonnaire de « l'identification adhésive » et des angoisses extrêmes de dissolution et de chute décrites par Tustin (ibid.). L'espace, le temps, s'y ré-introduiront peu à peu, hors des répétitions circulaires où l'autre semblait toujours trop là ou trop absent, montrant l'équation structurante de ce travail sensoriel et de parole des ateliers psychothérapeutiques d'expression et de leur cadre dans la construction des prémisses de la trace et de la symbolisation, pour les enfants autistes, tels qu'Amin.

Bibliographie

Anzieu, D. (1985). *Le moi-peau.* Paris : Dunod.

Bion, W.R. (1979). *Aux sources de l'expérience*. Paris : PUF.

Haag, G. (2018). *Le Moi corporel.* Paris : PUF.

Klein, M. (1968). *Envie et gratitude*. Paris : Gallimard.

Meltzer, D. (1975). *Le monde vivant du rêve*. Lyon : Césura.

Milner, M. (1952). Le rôle de l'illusion dans la formation du symbole. In *Revue Française de Psychanalyse*, 43: 844-873 DOI. Paris : Gallimard.

Prinzhorn, H. (1922, 1984). *Expressions de la folie*. Paris : Gallimard.

Stern, A. (1989). *Les enfants du clos lieu.* Paris : Hommes et groupes.

Sternis, C. (1997). *Le cadre et le fantasme*. Bordeaux : Ed. Art Cru.

Sternis, C. (2001). Au miroir de l'autisme, transfert, contre-transfert, doubles et adhésivité. In R*evue française de psychiatrie et de psychologie médicale*, n° 50 novembre 2001.

Sternis, C. (2011). Mouvements/trace/dessin : le sillon de la symbolisation. In: Marcilhacy, C. (dir), *Le dessin et l'écriture dans l'acte clinique*. Issy-Les-Moulineaux : Elsevier Masson.

Sternis, C. et al. (2023). *Traces, Médiations thérapeutiques/symbolisation, clinique de la forme et de l'éphémère*. Paris : Asphodèle.

Tustin, F. (1989). *Le trou noir de la psyché*. Paris : Seuil.
Winnicott, D.W. (1975). *Jeu et réalité (l'espace potentiel)*. Paris : Gallimard.

Dans les bidonvilles de Tananarive, des ateliers de jeu libre… pour soigner la malnutrition ?

Gwenola Ghanes[1]

En septembre 2012, nous sommes recrutée par Action Contre la Faim (ACF) et débarquons à Tananarive, capitale de Madagascar, avec enthousiasme et quelques certitudes. Notre mission est d'accompagner l'équipe pluridisciplinaire (personnel médical et travailleurs sociaux) à intégrer la dimension psychique aux soins nutritionnels prodigués par le CASAN[2], centre accueillant des enfants âgés de 6 à 59 mois souffrant de « malnutrition aigüe modérée[3] ». Les ateliers, qui ont toujours fait partie de notre pratique, nous semblaient un moyen de redonner place à cette dimension psychique, et notamment des ateliers de jeu libre, offrant la possibilité de tisser l'accompagnement nutritionnel, social et psychologique. En effet, le jeu chez l'enfant est spontané et universel, dépassant les questions culturelles.

L'accueil par l'équipe fut courtois, comme il se doit sur la Grande Ile, mais sceptique. Faire jouer les enfants, pour qu'ils mangent mieux : encore une idée saugrenue de « Vazaha »[4].

Nous commençons alors par enseigner les rudiments de la psychologie, du développement affectif de l'enfant et l'importance du jeu, de manière magistrale. Après trois mois d'écoute polie de nos cours théoriques, l'équipe ose exprimer ses doutes et son ennui. Concrètement, à quoi cela nous mène ? Les

---

[1] Psychologue clinicienne, psychothérapeute, animatrice d'ateliers à médiations expressives. gwenolaleblanc@hotmail.com.

[2] Centre d'Accompagnement Social et d'Appui Nutritionnel.

[3] La malnutrition aigüe se développe en lien avec une situation ponctuelle de manque ou de manque répétés d'apports en éléments nutritifs suffisants pour les besoins de l'organisme. On distingue la malnutrition aigüe modérée (rapport Poids/Taille compris entre 70 % et 80 % de la moyenne) et sévère (rapport Poids/Taille inférieur à 70 % de la moyenne).

[4] Terme malgache signifiant chef, utilisé par extension pour désigner les occidentaux.

enfants, pour guérir, ont d'abord besoin de manger ! Que vient faire le jeu dans l'appui nutritionnel ?
Nous décidons alors de passer à la pratique, descendre du balcon de Sirius pour rejoindre le « ras des pâquerettes ». Peut-être nous fallait-il aussi lutter contre nos résistances pour lâcher nos présentations PowerPoint. S'asseoir avec les mamans du quartier, au milieu des puces et de la poussière, se confronter à la détresse de ces enfants décharnés qui rechignent à manger et des mères démunies qui les forcent, accepter de regarder la précarité extrême, se laisser traverser par la sidération mortifère qui nous envahit parfois, et aller au-delà pour essayer, si possible, de soigner.
C'est à ce moment que nous proposons à l'équipe d'organiser un atelier de jeu libre parent[5]-enfant, en groupe. La session de jeu se déroule juste avant le temps du repas, où les parents nourrissent leur enfant avec le Koba Aina[6], préparé par le CASAN. L'équipe est surprise. Contrairement à d'habitude, le repas se déroule dans le calme. Et les enfants mangent. Ils mangent tous. Sans pleurer. Ce fut un moment fondateur dans notre collaboration qui dura deux ans.

C'est à partir de ce partage d'expérience que nous avons souhaité développer notre réflexion sur le jeu dans le soin apporté à des enfants malnutris. Dans quelle mesure l'atelier de jeu a-t-il permis la reconnaissance de la dimension psychique et la (re) mise en mouvement de la pulsion de vie dans cet océan de détresse où les enjeux vitaux semblent étouffer la possibilité d'un être ensemble ? Comment élaborer un cadre-dispositif qui permette l'accueil et la rencontre de l'autre alors que cette altérité béante porte les capacités d'identification des soignants à ses limites ? Penser un dispositif implique nécessairement un méta-cadre théorique et contextuel. Nous rappellerons d'abord brièvement comment le jeu soutient les processus de symbolisation. Nous aborderons également les enjeux

[5] Chaque enfant accueilli est accompagné par un adulte, la mère dans la grande majorité des cas, exceptionnellement le père, la grand-mère ou la grande sœur.
[6] Farine enrichie pour répondre aux besoins nutritionnels spécifiques des enfants malnutris, produite localement.

psychiques de la malnutrition, l'approche d'ACF et les questions contre-transférentielles que la grande précarité suscite. Nous explorerons ensuite comment l'intégration de l'atelier de jeu au projet du CASAN a offert un étayage pour médiatiser la rencontre, relancer les processus de symbolisation et réhabiliter la question du plaisir, ce que nous illustrerons enfin par une situation clinique.

Les soubassements théoriques du méta-cadre : le jeu

Jouer pour un enfant est une nécessité, un moyen de supporter les frustrations imposées par la réalité et d'en représenter les objets absents. C'est à partir de l'observation de son petit-fils de dix-huit mois jouant avec une bobine, accompagnant ses éloignements et rapprochements répétitifs de vocalises, que Freud (1920) théorise le « Fort-Da »[7]. Il interprète cette séquence comme une manière pour l'enfant de devenir acteur d'une situation qui le frustre (l'éloignement de sa mère) et de transposer sa situation par l'intermédiaire de l'objet (la bobine), processus de symbolisation qui s'articule avec le langage. C'est une découverte cruciale qui suscitera de nombreux approfondissements théoriques (Bion, Klein, Winnicott...). Plus récemment dans l'histoire du soin apporté aux enfants, l'apparition des Maisons Vertes, sous l'impulsion de Dolto, a mis en avant la pertinence de lieux d'accueil parents-enfants autour du jeu libre et de l'écoute. Ces lieux pour passer un moment ensemble, avec d'autres enfants, parents ou membres de l'équipe d'accueil, soulignent comment la médiation jeu libre facilite les processus de symbolisation dans la dyade enfant-environnement. De quelle manière ces éléments théoriques peuvent-ils être transposables en contexte humanitaire, où les enjeux vitaux de la malnutrition pressent à l'agir ?

---

[7] « Fort-Da » signifiant « loin-ici ».

Les soubassements théoriques du méta-cadre : psychopathologie et malnutrition en situation extrême

Manger est différent de se nourrir. En effet, se nourrir s'inscrit dans un contexte : il ne s'agit pas seulement d'ingérer des aliments. « Pouvoir nourrir pour la mère, pouvoir être alimenté pour l'enfant, sont des actes qui engagent plus qu'un simple don de nourriture et d'apaisement de la faim » (Moro, 2000). Le « nourrissage » rentre donc dans le cadre d'échanges relationnels plus globaux. Au-delà de la nourriture, le besoin d'attachement constitue un besoin vital pour l'enfant (Spitz, Bowlby).

S'appuyant sur de nombreuses recherches, Bizouerne (2012) énumère plusieurs hypothèses causales de la symptomatologie présentée par les enfants sévèrement malnutris, telles qu'une dépression de l'enfant (pouvant aller jusqu'au retrait relationnel évoquant l'hospitalisme), une dépression maternelle (ou du donneur de soin) et/ou une relation enfant-entourage pathologique (négligence grave, maltraitance…). L'auteure relate également une recherche de Collomb (1969) à Dakar selon qui l'urbanisation récente des mères constitue un critère fréquemment retrouvé dans les familles ayant un enfant malnutri. D'une vie au sein de la famille élargie, la maman se retrouve en situation duelle avec son bébé, sans le soutien des tantes et grand-mères qui l'assistent habituellement dans sa fonction maternelle et nourricière. Collomb souligne ici l'importance de l'étayage des mères elles-mêmes pour qu'elles soient en mesure de s'occuper de leur enfant, étayage mis à mal par les ruptures et les déplacements.

Si les enjeux vitaux de la malnutrition peuvent nous amener à douter de la pertinence d'un atelier jeu pour soigner l'enfant qui a faim, ces études soulignent la dimension psychique, relationnelle et sociale de la malnutrition ainsi que la nécessité d'étayer aussi bien l'enfant que son environnement, comme le préconise ACF.

L'intention de soin du méta-cadre : l'approche humanitaire d'ACF

La mission d'ACF consiste à sauver des vies par la prévention, la détection et le traitement de la malnutrition. Elle centre son intervention sur une approche holistique dans une logique de causalité circulaire de la malnutrition, prenant en compte divers secteurs (Nutrition et santé physique, Sécurité alimentaire, Eau, assainissement et hygiène, Santé Mentale et Pratiques de Soins[8] infantiles - SMPS). ACF intervient fréquemment sur des terrains d'urgence où le contexte politico-social déstabilise la société entière et fragilise les familles. Dans ses programmes, ACF tente de s'adapter à la situation afin de répondre au mieux aux besoins des populations avec les moyens à disposition.
La mission même du psychologue sur un terrain humanitaire tel que ceux d'ACF peut poser des questions de légitimité. Quel peut être le rôle du psychologue expatrié, où les préalables sont l'urgence et la rapidité d'intervention, auprès de populations avec des besoins vitaux multiples ? Comment allier le temps psychique et celui de l'urgence ? Comment créer des espaces de rencontre pour des populations aux coutumes et systèmes de pensées si éloignés de notre culture occidentale ? Si la différence culturelle peut désarçonner, elle est, en situation humanitaire, doublée d'une différence socio-économique béante. Cette réalité brute rend l'expérience difficilement symbolisable. Les enjeux vitaux sont tellement présents qu'ils semblent étouffer la possibilité d'une rencontre avec cet autre si différent de soi.
« La survie psychique implique la mort d'une certaine économie psychique fondée sur le primat du principe de plaisir [...] au profit du principe de survie » (Roussillon, 2007). Le jeu peut-il être alors un moyen de réhabiliter le principe de plaisir, même dans un tel contexte ?

[8] Selon ACF, les pratiques de soins regroupent l'ensemble des comportements et pratiques des donneurs de soins qui fournissent à l'enfant la nourriture, la stimulation et le soutien émotionnel nécessaires pour son développement et sa croissance.

Les alentours contextuels et institutionnels du méta-cadre : le quartier et le CASAN

Le CASAN se trouve dans le quartier Antohomadinika, l'un des bidonvilles de Tananarive. Ce quartier concentre tous les maux urbains. L'extrême précarité socio-économique implique de grandes difficultés d'accès à l'eau et à l'alimentation (en quantité et en qualité), une précarité de l'habitat, des conditions sanitaires déplorables, et, par conséquent, une forte prévalence de pathologies infectieuses et diarrhéiques.

L'objectif du CASAN est de traiter et prévenir la malnutrition dans le quartier par une approche globale et intégrée : prise en charge nutritionnelle et médicale pour les enfants de 6 à 59 mois présentant une malnutrition aigüe modérée, soutien psychosocial de l'entourage et accompagnement au lancement d'activités génératrices de revenus (par exemple microcrédit).

Les familles sont accueillies par une équipe pluridisciplinaire, composée de personnel médical (médecin, nutritionnistes) et travailleurs sociaux (animatrices, assistantes sociales, cuisinière, conseillers en insertion professionnelle). En tant que psychologue, nous sommes chargée de former et d'accompagner cette équipe à l'amélioration de la qualité de l'accueil, de la posture soignante, à la mise en place d'ateliers et à leur animation, comme un des moyens d'intégrer la dimension psychique à la prise en charge nutritionnelle.

Le cadre dispositif de l'atelier jeu : soigner les « bords »

L'animation d'ateliers suppose de penser le cadre-dispositif, et notamment ses « bords » qui permettent de relier les différents participants au groupe, pour construire un tout qui prenne un sens. Duquesne (2015) nous propose une possible lecture winnicottienne du groupe, le groupe étant, selon lui, une métaphore de l'individu dans son unité à construire. Il met en parallèle « une représentation de l'individu en tant que constitué de différents ilots à faire tenir ensemble [...], et, d'autre part, une représentation du groupe en tant que constitué de différents participants à faire tenir ensemble » (ibid.). À l'image du holding de Winnicott, le cadre de l'atelier (lieu, horaires, fréquence,

règles, ritualisation des temps d'accueil et de séparation…) constitue un contenant rassembleur dans lequel le prendre soin peut se déployer de façon sécure.
Au CASAN, chaque dyade était accueillie une fois par semaine. Chaque jour, un groupe d'une quinzaine d'enfants d'une même classe d'âge, afin d'y adapter les jeux proposés, arrivait dès 9 h pour participer aux ateliers (un atelier de jeu libre, puis un atelier différent chaque semaine). Suivaient la prise de ration alimentaire et enfin la distribution de la quantité hebdomadaire de Koba Aina.
Le début et la fin de chaque matinée et de chaque atelier étaient ritualisés. La matinée commençait systématiquement par la prise des mesures anthropométriques (poids/taille) par les nutritionnistes. Les autres professionnels profitaient de ce temps pour, de manière informelle, s'enquérir de l'état de l'enfant, prendre des nouvelles de la famille, présenter les nouveaux bénéficiaires aux plus anciens. Chaque matinée débutait par une comptine souhaitant la bienvenue au CASAN. Après ces premiers temps de l'accueil informel et du rituel musical s'ensuivaient le rappel des règles (respect, non-jugement, confidentialité), du déroulement de la demi-journée et la présentation de chacun au groupe. L'atelier se clôturait systématiquement par un temps de parole libre.
Duquesne nous invite aussi à penser le « handling » du groupe comme le sens qu'il y a à être là ensemble, ce que le groupe va faire, manipuler, comment les membres qui le composent vont interagir. La médiation offre une activité compréhensible « ce qui est structurant et permet d'avoir un sentiment de logique : on sait pourquoi on est là et ce qu'on vient y faire » (ibid.).
Lors de l'atelier jeu libre, des jouets (fabriqués localement à partir de matériaux de récupération) étaient mis à la disposition des enfants et de leur parent respectif. Les animatrices soutenaient les dyades par l'éveil au vécu sensoriel de l'enfant, l'étayage des mères pour trouver leur place dans le jeu, la valorisation et la verbalisation des comportements de l'enfant et des interactions.

Illustration clinique : jouer pour soigner

Andry[9], âgé de dix mois lors de son admission au CASAN, inquiète l'équipe en raison d'un poids stationnaire malgré un mois et demi de prise en soin. Lors des temps de réunion clinique hebdomadaire, où nous tentons d'apporter un éclairage clinique et de réfléchir ensemble, l'équipe évoque sa situation à plusieurs reprises. Ces temps nous permettent de revenir sur son anamnèse et de mettre en mouvement nos réflexions et nos représentations. Andry avait un grand frère, auparavant accompagné par le CASAN, souffrant lui aussi de malnutrition. La maman est donc déjà connue par certains professionnels. Ce frère aîné est décédé alors que la mère était enceinte d'Andry. Selon les rumeurs du voisinage, les parents auraient étouffé le petit dans le lit, en raison d'un état d'ébriété avancé. Les animatrices ont pu observer que, lors des ateliers, Madame semble absente, apathique. Elle se montre silencieuse, toujours en retrait des autres mères, mais s'ouvre progressivement à l'équipe quand celle-ci la sollicite. Timidement, elle commence à se livrer et évoque de graves conflits familiaux en lien avec des histoires d'argent, en raison desquels elle est exclue de sa famille et du quartier. Elle dit subir quotidiennement récriminations, violences et jugements.

Lors d'un de ces temps de réflexion, chaque professionnel met en commun ce qu'il entend, ce qu'il sait et ce qu'il observe de la situation d'Andry, en prenant soin de préciser d'où lui vient cette information : des dires des voisins, du discours de la mère ou de son propre ressenti, en toute subjectivité. Nous rendons à chacun son discours. La maman d'Andry est très durement jugée dans le quartier et les membres de l'équipe réalisent que ce jugement les happe également. Au cours des échanges, il devient possible de se décoller quelque peu de la rumeur, d'évoquer le sentiment d'impuissance que nous ressentons vis-à-vis de cette femme exclue de toutes parts. Qu'est-ce que cette rumeur suscite en nous ? Comment peut-elle être vue autrement alors que l'entourage la considère comme une meurtrière ? N'y a-t-il pas une grande culpabilité concernant le décès de son premier enfant ? L'exclusion subie n'est-elle pas également source de

[9] Le prénom a été modifié.

souffrance ? Ces échanges semblent nous permettre de porter un autre regard sur Madame. Nous nous accordons sur la nécessité d'offrir une attention particulière à cette maman, la soutenir, notamment en l'aidant à donner du sens aux gestes de son fils et à trouver sa place auprès des autres mères. Cependant, l'équipe se sent en difficulté. Comment pouvons-nous la soutenir sans la culpabiliser ? Peu à peu, la posture soignante s'ajuste. Lors des ateliers jeu, les expériences sensorielles de l'enfant sont mises en mots par les animatrices en s'adressant à l'enfant, en présence de la mère. « Ça fait du bruit, c'est doux, c'est rouge ». Golse (2019) nous rappelle que la mère « doit aider le bébé à organiser ses affects, ses sensations et ses expressions, à travers les interactions, ce qui veut dire aider le bébé à organiser ses flux perceptuels en lien avec les stimuli qui lui viennent du monde extérieur » (ibid.). Dans cette situation, c'est l'animatrice qui assure cette fonction. Elle devient alors un support identificatoire pour la mère qui peut être en mesure de jouer son rôle de moi auxiliaire de l'enfant, structurant, organisant et donnant sens aux perceptions sensorielles d'Andry. Chaque fois qu'Andry cherche le regard de sa mère, la touche, lui montre un jouet, l'animatrice tente de traduire ses comportements. « Oui, c'est maman, elle est près de toi, tu la regardes ». L'enfant joue avec une balle à grelot, l'explore. Madame ne sait trop que faire de cette balle tendue. Puis Andry la montre à l'animatrice qui lui propose de la lui donner, dans un jeu de va-et-vient, toujours mis en mots, qui évoque le « jeu de la bobine ». L'animatrice donne alors la balle à la mère pour l'intégrer dans ce jeu qui se fait désormais à trois. La balle, à l'image d'un fil les reliant, semble dessiner une « aire d'expérience » (Winnicott, 1971), un espace qui unit et sépare à la fois Andry et sa mère, soutenus par l'animatrice. Au fil des séances, les animatrices réitèrent cette séquence, en essayant peu à peu d'intégrer un autre enfant, une autre maman. La balle circule de main en main, roule au sol, un peu plus loin, parfois rattrapée, parfois pas, et les rires s'immiscent doucement dans le jeu.

De si banales actions ou interprétations peuvent paraître simplistes. Énoncer ce qu'on suppose des ressentis de l'enfant, tenter de décoder ses gestes, assis côte à côte à même le sol, c'est essayer de « reconstruire quelque chose de non persécutif ou de

non menaçant par des moyens tout à fait élémentaires [...] on met en place un truc très banal, très modeste, très humble au sens étymologique du terme c'est-à-dire près de l'humus [...]. Au ras des pâquerettes » (Chaigneau, 2001).
En parallèle des ateliers jeu, une des professionnelles offre une attention particulière à Madame. Les discussions s'initient, sur le comportement de l'enfant à la maison, son appétit. Elle peut revenir sur la mort de son aîné et explique que le grand frère de Andry est décédé à l'hôpital des suites de la malnutrition. Elle exprime toute la souffrance ressentie par son exclusion vécue comme injuste, s'ajoutant à la douleur du deuil, et la peur suscitée par l'état de santé actuel de son fils, avec l'angoisse d'une histoire qui se répèterait.

Être au chevet de cette femme et de son enfant, dans un accueil bienveillant rendu possible par l'élaboration de notre contre-transfert, semble lui avoir permis de nouer un réseau moins persécutif, lui permettant d'assurer son rôle contenant et symbolisant. Il ne s'agit pas d'une transformation considérable, simplement de la restauration d'un socle suffisamment sécure pour se (re) mettre en mouvement.
L'état de santé d'Andry finit par s'améliorer et il sort du CASAN. Il nous semble que les sessions de jeux ont contribué à son rétablissement, parmi l'ensemble des soins portés à Andry et sa maman, comme un moyen de leur redonner de l'appétence à vivre. L'atelier a permis d'aménager un espace où l'enfant et sa mère ont pu se (re) trouver par le jeu. La mise en mots de l'équipe soutient Andry pour qu'il puisse s'éveiller à son vécu interne, se le représenter. La maman d'Andry semble réhabilitée grâce à l'investissement des professionnelles. L'appui des animatrices lui permet d'intégrer le groupe et de construire un maillage essentiel à sa fonction maternelle et nourricière, comme l'a démontré Collomb (1969).

Conclusion

Le jeu est une activité universelle de l'enfant, dont les prémices se situent dans la dialectisation de la présence et de l'absence tout en s'articulant dans le langage, par transposition de la situation

frustrante sur un objet qui permet l'émergence du processus de symbolisation. Le contexte précaire, l'urgence vitale, et la détresse des familles et enfants accueillis au CASAN sidèrent, jusqu'à parfois immobiliser ces processus. L'atelier appuyé sur une médiation commune offre un prétexte à la rencontre et rassemble le groupe. Le soin peut s'y déployer quand il s'inscrit dans un « emboîtement » de cadres et méta-cadres dont les bords ont été pensés.
Les soignants, grâce à la formation et aux espaces de réflexion proposés dans l'après-coup, peuvent métaboliser la souffrance des personnes accueillies et se dégager du mortifère. Dans les situations d'extrême précarité telle qu'on y est confronté dans le milieu humanitaire, l'atelier à médiations rend cette rencontre supportable à tenter d'être là, de réduire « au plus qu'on ne peut le faire la distance qui sépare toujours ceux qui souffrent de ceux qui soignent » (Lachal, 2003). L'atelier jeu libre est un moyen pour intégrer la dimension psychique au soin global de la malnutrition. Le ludique permet à l'équipe de rester en mouvement et de revitaliser cette capacité symbolisante pour les mères, en leur offrant une posture soignante qui peut être utilisée comme support identificatoire. Le jeu remet le sujet en mouvement, ainsi que tout ce qui l'entoure : son entourage, l'équipe, l'institution, le quartier, à l'image d'un mobile de Calder. Enfin, il réhabilite la question du plaisir. Il est acte créateur en soi, « ce qui fait que la vie vaut la peine d'être vécue » (Winnicott, 1975), même quand il s'agit de survie dans des bidonvilles.

Bibliographie :

Bizouerne C. (2012). Les modèles conceptuels en malnutrition infantile. Fondement de l'approche ACF en Santé Mentale et Pratiques de Soins. ACF France. En ligne : https://www.actioncontrelafaim.org/wp-content/uploads/2018/01/acf_approche_smps_fr.pdf
Chaigneau H. (2011). Soigner la folie. Une vie au service de la clinique. Éditions CampagnePremière. Paris.

Collomb H., et al., Circonstances d'apparition des kwarshiorkors hospitalisés dans le service de pédiatrie de l'hôpital universitaire de Dakar. Bulletin sociomédical d'Afrique Noire en langue française, 1969. XIV, 4 : p. 809-820.
Duquesne J-L. (2015). Pour une possible lecture winnicottienne du travail groupal. Empan (2015/3 n° 99) p.64-70.
Freud S. (1920, 1927 pour la traduction française). Au-delà du principe de plaisir. Traduit par Jankélévitch S., In Freud S. Essais de psychanalyse. Payot. Paris
Golse B. (2019). La place de la sensorialité aux sources de la métaphorisation. In Golse B., Guerra V. Le bébé, la sensorialité et la créativité. Le fil rouge, PUF, Paris. p. 3-25.
Lachal C. (2003) Mettre en place une mission de soins psychologiques. Pourquoi ? Quand ? Comment ? In Sous la direction de Baubet T., Le Roch K., Bitar D., Moro M.R. Soigner malgré tout. Tome 1 Trauma, cultures, et soins. Éditions La Pensée Sauvage. p. 21-44.
Moro M. — R. (2000). Présentation - Nourritures, soins, psychismes et cultures, in Medical News. MSF-F. Paris. p. 1-8.
Roussillon R. (2007). Postface : les situations extrêmes et leur devenir. In Sous la direction de Aubert A-E. et Scelles R. Dispositifs de soins au défi des situations extrêmes. Érès. Ramonville-Saint-Agne. P.215-226.
Winnicott D.W. (1971, 1975 pour la traduction française). Jeu et réalité. Éditions Gallimard, Folio Essais. Mesnil-sur-l-Estrée

L'atelier psychothérapique terre comme possibilité de symbolisation. Le cas de Zoé

Angélina Bonnet, Maud Bouyssi, Laure Lambron, Karine Macocco, Hélène Piana[1]

La symbolisation, au sens d'une activité représentative, est une façon de venir interroger les faits psychiques. De l'inscription de la trace dans le registre sensori-affectivo-moteur, (symbolisation primaire), à la représentation de mot (symbolisation secondaire), la symbolisation est au cœur du travail du clinicien. Nous allons ici tenter, à partir de notre pratique, d'exposer comment, dès la création d'un atelier à médiation thérapeutique, la symbolisation est relancée. C'est sur un atelier terre, mené sur un Centre d'Accueil Thérapeutique à Temps Partiel (CATTP), proposé à un groupe d'enfants que nos propos s'appuieront. Nous aborderons particulièrement le cas d'une enfant que nous appellerons Zoé. À travers cet article nous essaierons d'amener le lecteur au plus près de notre pratique, au plus près du groupe terre que nous allons à présent développer.

L'atelier terre dans un CATTP

Le Centre d'accueil thérapeutique à temps partiel (CATTP) où se déroule l'atelier terre fait partie du service de pédopsychiatrie. Il accueille environ une trentaine d'enfants uniquement sur la journée du mercredi. Ce service est composé d'une équipe pluridisciplinaire : une pédopsychiatre, une psychologue, une psychomotricienne, une assistante sociale, une infirmière, cinq éducateurs et une secrétaire.

Il accueille des enfants entre 7 et 12 ans aux profils psychopathologiques variés. Cela va d'enfants présentant des troubles neurodéveloppementaux : troubles du spectre de

---

[1] Autrices psychologues, service de pédopsychiatrie hôpital de Rodez : an.bonnet@ch-rodez.fr, maud.bouyssi@ght-rouergue.fr, l.lambron@ch-rodez.fr,k.macocco@ch-rodez.fr, h.piana@ch-rodez.fr.

l'autisme, troubles déficitaires de l'attention avec ou sans hyperactivité, autres troubles des apprentissages à des enfants présentant des troubles de l'attachement ou des psychotraumatismes complexes. La prise en charge en CATTP est pensée lorsque l'accompagnement en CMP paraît insuffisant et qu'une dimension plus institutionnelle qu'offre le CATTP apparaît nécessaire.

Les enfants sont principalement reçus pour des prises en charge groupales associées parfois à des temps de repas thérapeutiques. C'est lors d'une réunion d'équipe que le projet de l'enfant est élaboré. Il est ensuite proposé par la pédopsychiatre en amont du groupe à sa famille, sans la présence systématique de l'enfant à ce rendez-vous. Le fonctionnement organisationnel du CATTP prévoit une réévaluation des projets de soin de l'enfant deux fois au cours de l'année. Une synthèse a lieu pour chaque enfant permettant de croiser les regards professionnels. La poursuite du groupe est possible sur la deuxième partie de l'année en fonction des observations cliniques, de la problématique de l'enfant et de la prise en compte de la demande de celui-ci et de sa famille. Dans ce cas précis, il est dit à l'enfant qu'un échange sur son projet aura lieu, entre les professionnels et ses parents, afin d'ajuster la manière de l'accompagner.

L'atelier psychothérapeutique à partir de la médiation terre existe depuis plus d'une vingtaine d'années sur le service, avec toutefois des remaniements liés aux différents thérapeutes qui le proposent. Cette année l'atelier est animé par une psychologue et une éducatrice spécialisée. Le groupe a lieu de manière hebdomadaire les mercredis et dure une heure.

Il débute par un temps d'installation consistant pour les enfants à mettre une pastille sur un tableau pour figurer leur présence. Les enfants s'installent ensuite autour de la table pour un temps de parole libre. À l'issue de ce temps de parole, les enfants mettent les blouses pendant que la psychologue distribue les outils et l'eau et que l'éducatrice distribue la terre.

Le temps de production est d'environ trente-cinq minutes avec la même consigne formulée à chaque séance : *« On est là pour dire avec la terre et avec les mots ce qui se passe dans notre tête. On laisse les idées venir, on n'est pas là pour faire de belles choses. On se respecte les uns, les autres. Pendant ce temps les adultes*

font attention à vous. ». Vient alors le temps du rangement proposé de manière groupale avec une répartition des tâches : nettoyage des outils, de la table, rangement des blouses.
Chaque enfant revient alors autour de la table où les productions sont présentes et un temps d'échange est proposé de la manière suivante : « *Est-ce que quelqu'un souhaite nous parler de ce qu'il a fait et comment il s'est senti pendant cet atelier ?* » À la fin du temps de parole (Sternis, 2005), les enfants rangent les productions dans leurs boîtes opaques respectives reconnaissables par leurs initiales.
L'ensemble des productions sera accessible aux enfants lors de l'avant-dernière séance du groupe. Les enfants sont invités à échanger et laisser émerger ce qui leur vient en redécouvrant leurs créations. Les enfants savent au préalable que les productions seront détruites par les adultes à des fins de confidentialité. La dernière séance de l'atelier est quant à elle dévolue à une création commune afin de laisser une trace dans la salle de l'atelier.

Présentation de Zoé

Zoé est une enfant âgée de 9 ans et scolarisée en CM1. Elle est reçue avec sa mère dans un contexte d'accueil en urgence par une psychologue et une assistante sociale du CMP des enfants. La demande était motivée par des propos suicidaires tenus par Zoé, qui menaçait de boire un verre de dissolvant. Selon sa mère ces propos seraient consécutifs à une période de harcèlement scolaire.
Les parents de Zoé se sont séparés durant la grossesse. C'est une enfant issue d'une grossesse gémellaire. Son frère jumeau est accompagné par une autre équipe pluridisciplinaire qui a réalisé, simultanément à notre rencontre, une information préoccupante pour des faits de violence physique de la part de la mère sur les enfants.
Zoé et son frère jumeau sont les derniers d'une fratrie de douze enfants. Zoé vit actuellement avec sa mère et ses autres demi-frères et sœurs maternels à savoir une demi-sœur de 17 ans, un demi-frère de 10 ans ainsi que son frère jumeau.

Suite au départ de son demi-frère aîné du domicile, Zoé a révélé des faits d'abus sexuels. Un dépôt de plainte à son encontre a été réalisé.
Le père de Zoé n'a aucun contact avec sa fille et n'a jamais répondu aux sollicitations du service.
Le parcours de Zoé est jalonné par des ruptures successives de lieux de vie et d'écoles. Zoé a connu cinq écoles différentes entre la petite section de maternelle et le CM1.
Zoé est moquée par ses pairs du fait de son surpoids. Elle est perçue par les deux dernières écoles comme une enfant imprévisible, pouvant présenter des moments de violence envers ses pairs et les adultes. Lors de certaines crises de colère, Zoé a pu dire ne pas vouloir rentrer chez elle et préférer aller vivre dans un foyer.
Lorsque Zoé prend la parole, elle s'exprime avec clarté et témoigne de bons repères temporels. Elle peut à plusieurs reprises corriger sa mère à bon escient sur la chronologie de son histoire.
À l'issue de ce premier entretien, un suivi psychologique est préconisé. La mère de Zoé dira avoir déjà pris contact auprès d'une psychologue libérale et ne donnera pas suite à cette proposition. C'est quatre mois plus tard que Madame refera appel à nos services. Une Action éducative en Milieu Ouvert (AEMO) a alors été ordonnée par le juge des enfants ainsi qu'une injonction de soin pour Zoé. Cette injonction fait suite à la rupture de soin initiale et à la clinique préoccupante de Zoé.
Durant cette période, Zoé a fait plusieurs passages aux urgences du fait de colères très importantes au domicile. Lors de ces moments, Zoé manifeste un besoin important de s'isoler et réagit avec violence lorsque les adultes tentent d'empêcher ses fugues. Elle peut se réfugier dans la nourriture lorsqu'elle se sent en colère ou inquiète. Zoé exprimera faire des cauchemars et repousser le moment du coucher.
Le soin a pu débuter cette fois-ci dans un cadre institutionnel plus étayant à savoir l'atelier terre du CATTP associé à un accueil à l'hôpital de jour deux demi-journées par semaine. L'atelier terre est un atelier thérapeutique c'est-à-dire « un petit groupe qui partage une activité de pensée avec un médiateur commun avec un objectif de soin. » (Lafforgues, 2002.)

Au moment de la rédaction de cet article, Zoé a réalisé huit séances, nous allons en retranscrire certaines que nous articulerons avec des éléments théoriques.

La contenance maternelle questionnée et rejouée par Zoé dans le groupe terre

Sur le groupe, Zoé se présente comme une enfant assez ralentie, parfois amimique, bien que volontaire et participative. Spontanément, elle s'exprime peu sur le premier temps d'échanges, notamment lorsque les adultes la questionnent directement. Kaës (1994) explicite la spécificité des mécanismes à l'œuvre lorsqu'une production est réalisée dans un contexte groupal : « chacune des formes sensorielles produites s'offre tantôt comme étayage à d'autres, tantôt s'y oppose, tantôt les complète au sein du groupe ».
Là où les échanges verbaux directs semblent inhiber Zoé, les productions des autres enfants suscitent un étayage de pensée lui permettant d'associer avec des choses plus personnelles.
Nous allons développer deux séances qui semblent se faire écho dans la manière dont les idées et les mécanismes inconscients ont émergé pour Zoé. Lors d'une des séances, Zoé réalise deux productions : d'abord un saladier avec des fruits à l'intérieur et, voyant le temps qui lui restait, elle réalise également « *le trophée du ballon d'or* ». Après ce temps de production, elle expliquera avoir réalisé ce trophée, car son grand frère, tout comme elle, aime le foot. Elle ne dira rien du saladier, l'idée lui est venue « *comme ça* ». Lors d'une autre séance, elle va une fois de plus produire deux objets : le premier, une grotte dont elle ne dira rien de plus que« *c'est venu comme ça* », et le deuxième une manette de PlayStation qu'elle associe avec son frère puni de jeux vidéo. Le saladier et la grotte renvoyant à l'imago maternelle en lien avec la symbolique de la contenance représentent un impossible à dire. Zoé produit ensuite un contenu phallique en deuxième intention et c'est sur ce contenu-là qu'elle peut dire quelque chose. Elle associe avec une activité, centre d'intérêt tantôt avec son frère aîné, tantôt avec son frère jumeau. Nous faisons l'hypothèse que Zoé, à partir de la terre, nous amène sur la piste d'un besoin d'étayage concernant l'imago maternelle, car sa

représentation suscite en elle une impossibilité de penser et dire. La fonction du média terre est ici de susciter l'expression du monde interne. « Il peut s'entendre comme un équivalent au langage allant jusqu'à s'y substituer lorsque le sujet ne peut pas parler, consciemment ou non, de sa souffrance, de ses difficultés » (Pivard, Sudres, 2008).
Lors d'une séance suivante, Zoé se saisit du groupe pour verbaliser ne plus pouvoir être dans son club de football, car elle « *a trop de rendez-vous* ». Elle réalise ensuite un sac de football rempli d'affaires de sport qui dépassent de ce dernier (pantalon, crampons, ballon). Zoé a pu ici aborder simultanément la contenance maternelle (le sac) et la thématique du football associée à ses frères. Néanmoins, ce sac qui déborde nous questionne à nouveau sur la capacité de contenance maternelle. Au moment de ranger la production dans sa boîte, Zoé va faire la demande de la récupérer afin de l'offrir à sa mère. Zoé semble ici témoigner de son évolution dans sa capacité à élaborer son vécu sans clivage ni annulation. Des processus davantage secondarisés (agressivité/réparation) nous semblent être à l'œuvre.
Nous pouvons également entendre la demande de Zoé du côté de la contenance groupale. Elle acceptera notre refus d'emporter sa production avec elle, ce qui semble confirmer que cette demande s'inscrit davantage dans une vérification du cadre du groupe.
Quelques séances plus tard, Zoé va à nouveau questionner la contenance dans son aspect groupal. Le cadre initial de l'atelier, à savoir qu'il s'agit d'un groupe fermé de septembre à février, n'a pas pu être respecté. Un enfant du groupe que nous prénommerons Mathieu a dû l'arrêter en décembre, ce qui a été annoncé aux enfants la séance précédant son départ. Il avait fait le choix de se tenir isolé du groupe tout en restant dans la pièce. Zoé a réagi à cette annonce en manifestant de la tristesse et en se coupant de la relation au groupe : elle va tourner le dos et porter uniquement son regard sur Mathieu. Elle pourra toutefois verbaliser « *t'es mon meilleur ami* » lorsque nous lui demandons si elle peut dire quelque chose de cette manifestation corporelle.

La séance suivante, la dernière de Mathieu, Zoé, souhaite être à côté de ce dernier et répondra à toutes ses demandes, ne se positionnant plus en tant que sujet. Au cours de la séance,

Mathieu quittera la salle de l'atelier. Le passage à l'acte de Mathieu vient ici effracter cette enveloppe groupale pare excitante permettant de délimiter le dedans et le dehors (Anzieu, 1978).

Le passage à l'acte de Mathieu entraîne un mouvement de désorganisation groupale et Zoé quitte à son tour le groupe essayant de rattraper Mathieu. N'y étant pas parvenue, Zoé revient à la porte de la salle de l'atelier tout en restant assise à l'extérieur, en verbalisant une dizaine de fois « Je vux pas que Mathieu parte ». Cette scène illustre ce que Laurent (2019), psychiatre et psychanalyste, peut dire du fonctionnement des groupes à savoir que « le groupe offrirait une scène où la réalisation du désir de chacun s'imagine possible, s'hallucine. Or, dans un groupe, les désirs sont multiples et ceux des uns pourraient bien contrarier ceux des autres, éveillant alors chez les uns comme chez les autres les pulsions les plus destructrices… et ce serait la guerre, le cauchemar, sans l'interdiction des expressions de ces forces pulsionnelles ». Dans cette situation, les thérapeutes ont eu la fonction de pouvoir supporter la régression archaïque et les angoisses associées pour, dans un second temps les transformer afin qu'elles puissent s'exprimer au sein du groupe dans le cadre défini initialement (pas de sorties, pas de violence). Les thérapeutes ont ainsi verbalisé pour les enfants l'hypothèse selon laquelle ces passages à l'acte (sortie de Mathieu du groupe générant le départ de Zoé) témoignent de l'aspect insupportable de la séparation. Cette hypothèse a pu faire sens auprès de Zoé, qui a pu revenir sur le groupe après cette mise en sens. Elle a alors pu associer sur le fait que le départ de Mathieu lui renvoie la possibilité de son propre départ, car un nouveau projet de soin (internat dans un centre accompagnant des problématiques d'obésité) était en réflexion pour elle. Nous percevons ici la dimension abandonnique qui semble faire fortement écho à Zoé. Nous relevons que Zoé n'a pas usé de violence au moment où elle est partie de la salle et où les adultes ont tenté de soutenir son élaboration psychique. Les crises importantes décrites dans son quotidien font suite à des moments où Zoé part de sa maison ou de la classe et ne supporte pas d'être rattrapée. Ici, la capacité de Mathieu à revenir sur le groupe et l'accueil et la figuration du comportement de Zoé, semblent l'avoir soutenu à adopter une posture différente.

L'utilisation du médium terre : une invitation à parcourir le lien à l'objet primaire.

Nous allons à présent développer l'utilisation que fait Zoé de la terre, car cela nous renseigne également sur ses processus de représentation. Jusqu'à la huitième séance du groupe, Zoé utilisait peu le médium dans ses caractéristiques sensorielles et indestructibles tel qu'il est décrit par Milner (1977) et Roussillon (1991) à travers la notion de « Médium malléable » : un médium à la fois « souple, indestructible, extrêmement sensible et indéfiniment transformable », tout en restant lui-même.

Elle se lançait de suite dans l'élaboration de sa production, utilisait beaucoup les outils pour manipuler la terre. Un changement s'opère lors des trois dernières séances avant les vacances de Noël. Lors d'une de ces séances, Zoé va commencer par toucher, manipuler la terre, puis l'étaler. Une fois la terre plate, elle va ensuite faire des trous réguliers et en ligne sur cette dernière. Lorsque la pâte est remplie de trous, elle va tout défaire, la taper avec ses mains et se lancer ensuite dans sa production. La symbolique de la terre met en jeu des éléments maternels : « La terre renvoie aux relations primaires avec la mère et à ses fonctions de mère nourricière » (Ribeyrolles et Lefebvre, 2010). En faisant des trous dans la terre, Zoé vient ici questionner sur la recherche de pénétration dans le corps maternel. Lorsque nous mettons en mots, après-coup, cette utilisation inhabituelle de la terre, Zoé nous répondra qu'elle a essayé de faire quelque chose, mais a échoué. Cette annulation rétroactive met en évidence combien les mécanismes de défense de Zoé sont importants et la censurent dans l'utilisation même de la terre.

Lors de cette séance, Zoé a également moins utilisé les outils qui, nous en faisons l'hypothèse, mettaient de la distance entre elle et la terre. En effet, le toucher renvoie à la question du corps à corps en lien avec les relations précoces que Zoé tentait de mettre à distance. Elle va également davantage faire l'expérience de la malléabilité de la terre et sa survivance face à son agressivité. D'ailleurs, il semble que les modalités sensori-motrices ont généré un transfert différent chez Zoé. Cette dernière, en dehors du groupe, se montrait plutôt joyeuse, avenante et dans l'échange avec les adultes comme les enfants, tandis que, dans le groupe terre, Zoé se présentait bien différemment. Elle avait le visage fermé, les yeux baissés, parfois mi-clos, et ne souhaitait pas s'exprimer oralement. Cette différence dans la présentation de Zoé peut s'entendre comme un effet des mouvements transférentiels sur le médium. Le médium semble avoir réactivé des expériences en lien avec l'objet primaire remettant au travail chez Zoé ce qui n'a pu être symbolisé dans « la réalité historique et psychique du lien à l'objet » (Brun, Chouvier et Roussillon, 2019). Avant cela, Zoé ne s'autorisait à aucun mouvement agressif sur le médium, peut-être par peur que ce dernier ne résiste pas. Nous associons ici avec le comportement de la mère de Zoé, qui ne parvient pas à accueillir les mouvements agressifs de sa fille, tout comme la posture abandonnique paternelle. Ici, la proposition d'un médium lui permet d'expérimenter la « survivance de l'objet » lui permettant peut-être « d'opérer le pivot entre l'engagement oral de la pulsion, "engagement sans retenue" et qui vise l'objet lui-même », à une « organisation anale qui permet de déplacer sur le représentant matérialisé de l'objet » (Brun, Chouvier, Roussillon, 2019). L'utilisation plus archaïque que fait Zoé de la terre semble venir témoigner d'une tentative de reconstruction primaire des expériences subjectives. C'est un passage par une symbolisation primaire pour que soient traitées dans le cadre groupal ses expériences affectives précoces lui permettant d'accéder pleinement à la constance de l'objet. L'utilisation de la terre, en tant que médium, peut permettre à Zoé « la résurgence et la mise en forme d'éprouvés ayant trait à des expériences très anciennes concernant le lien à l'objet primaire » (Rey et Chouvier, 2011).

Pour conclure

« Dès que l'enfant peut utiliser une chose pour en représenter une autre, la violence des conflits liés à une réalité pénible s'apaise » (Winnicott, 2004). La médiation terre, et ce qu'elle offre en termes de possibilité de symbolisation, a permis à Zoé, de projeter des éléments de son monde interne qui restaient jusqu'alors indicibles ou mis en acte dans de l'agressivité. Nous avons aussi pu percevoir la richesse du dispositif groupal tant du côté des thérapeutes, la création de ce groupe ayant relancé notre symbolisation, que du côté des enfants qui sont soutenus dans ce processus de mise en sens.

La rencontre de Zoé avec le médium terre est aussi teintée par la relation thérapeutique et le groupe dans lequel elle l'a expérimentée.

La situation de Zoé illustre l'invitation que permet la terre, en retournant au stade perceptivo-moteur à parcourir ce qui s'est joué entre le sujet et l'objet primaire. Nous pressentons aussi que ce groupe à travers la position créative qu'il suscite relance une pulsion de vie chez Zoé.

Rappelons que cette réflexion n'est basée que sur huit séances et que ce type de travail s'inscrit dans un accompagnement au long cours. Aussi, nous mesurons la limite de notre cadre thérapeutique et l'insécurité qu'il a pu générer chez Zoé, d'autant qu'elle a expérimenté le départ de Mathieu lui renvoyant son propre arrêt.

Le respect de la temporalité psychique de l'enfant doit être la boussole de notre position thérapeutique et c'est également en cela que certains aspects de l'histoire de Zoé (abus sexuel, abandon paternel) n'ont pas encore émergé. Ainsi, la rencontre avec Zoé (avec le médium, le groupe et les thérapeutes) ne semble encore être qu'aux prémisses dans ses potentialités de symbolisation.

Bibliographie

Anzieu, D. (1978). Le groupe et l'inconscient. Paris : *Dunod.*

Brun, A., Chouvier, B., et Roussillon, R. (2019). Manuel des médiations thérapeutiques-2e éd. Paris : *Dunod.*

Kaës, R. (1994). La parole et le lien. Processus associatifs et travail psychique dans les groupes. (Ne ed., 2005.) Paris : *Dunod.*

Lafforgue, P. (2002). Petit Poucet deviendra grand : soigner avec le conte. Paris : *Payot.*

Laurent, P. (2019). Le groupe : entre rêve et cauchemar. Dans Chapellière, H. et Roffat, D. (dir.), *Groupes et symbolisations.* (p. 223 -231.) Érès. https://doi.org/10.3917/eres.chape.2019.02.0223.

Leplat, F., et Perrin, C. (2015). Régression et expérimentations psychomotrices groupales. In *Corps, geste et langage* (pp. 139-152). Érès.

Milner, M. (1977. Fr, 1979). Le rôle de l'illusion dans la formation du symbole. *Revue de Psychanalyse*, (n° 5-6), pages 844-874

Pivard, C., et Sudres, J. L. (2008). La médiation : un en-jeu de symbolisation ? *Psychothérapies,* 28 (2), 127-133.

Rey, B., et Chouvier, B. (2011). Modelage et psychose : une clinique de la groupalité dans ses fondements archaïques et sensoriels. *Revue de psychothérapie psychanalytique de groupe* 2011/2 (n° 57), pages 65 à 77. DOI : 10.3917/rppg.057.0065

Ribeyrolles, A., et Lefebvre, A. (2010) L'« atelier céramique » comme lieu de remodelage des traumatismes et de l'histoire individuelle et familiale. *Cahiers de psychologie clinique* 2010/1 (n° 34), pages 91 à 117. DOI : 10.3917/cpc.034.0091

Roussillon, R. (1991). Paradoxes et situations limites de la psychanalyse. Paris : *PUF, Quadrige.*

Sternis, C. (2005). L'animateur d'atelier d'expression-tome 1. Paris : *Asphodèle.*

Winnicott, D.W. (2004). Agressivité, culpabilité, réparation. Paris : *Payot.*

2. Pratiques et réflexions sur les médiations thérapeutiques en groupe avec des enfants

L'improvisation théâtrale : du corps agi à l'acte créatif

Francois Blauwart[1]
Charlotte Marcilhacy[2]

La métaphore théâtrale se trouve mainte fois reprise dans l'œuvre freudienne avec l'idée d'une scène psychique sur laquelle va se jouer, chez tout un, chacun son théâtre interne. Mais on ne peut parler de théâtre sans parler de corps, un corps au fondement de la vie psychique (Mc Dougall, 1989). Attigui, qui a beaucoup pratiqué la médiation théâtrale en milieu hospitalier évoque l'expérience du théâtre « au cœur de laquelle la corporéité des soins psychiques tient une place centrale » (2012, p.6). Jouer en effet c'est s'appuyer non seulement sur les mots, mais aussi, dans la réactivation de scénarios profondément archaïques, sur un répertoire qui inclut les gestes, la voix, le regard : langage infraverbal qui va convoquer, dans toute sa charge émotionnelle, une sensori-motricité mise de fait à la disposition du rôle.

Nous partirons de l'expérience d'un groupe à médiation thérapeutique par l'improvisation théâtrale accueillant des enfants suivis en centre médicopsychologique (CMP) et pour qui la souffrance psychique, à défaut de pouvoir être pensée, parlée, s'exprime souvent à travers un rapport difficile à leur corps. Nous réfléchirons aux enjeux du corps au théâtre et de son utilisation comme support possible de métaphorisation à travers les potentialités expressives et réflexives réactivées par le jeu théâtral. Enfin, nous essaierons de montrer comment, à travers le prisme décalé de la fiction, cette médiation pourra soutenir auprès de nos jeunes patients, la mise en mots d'expériences jusqu'alors indicibles : traces corporelles d'avant le langage transformées petit à petit en expérience créative à travers un agir progressivement représenté et partagé dans une cocréation groupale.

---

[1] François Blauwart, Psychomotricien formé au jeu dramatique — francois.blauwart@gmail.com
[2] Charlotte Marcilhacy, Psychologue clinicienne, docteure en psychologie, psychanalyste membre de la SPRF — charlotte_marcilhacy@orange.fr

Les indications

Le dispositif que nous évoquerons ici est un groupe fermé qui se déroule toutes les semaines. Il est animé par une actrice metteuse en scène accompagnée par trois soignants, une psychologue et deux psychomotriciens. Les patients reçus ont entre 8 et 12 ans, et bénéficient tous d'une consultation active dans un des CMP du secteur. Trois séances d'essais sont proposées au terme desquelles chaque enfant est invité à choisir de poursuivre le groupe ou pas, l'équipe donnant aussi son avis sur la pertinence du projet thérapeutique. Le dispositif est pensé pour de jeunes patients qui ont du mal à construire une histoire, à la partager, qui sont en difficulté pour exprimer et ressentir leurs éprouvés, à trouver une place ajustée en groupe et à composer avec l'autre. Les indications sont assez variées et évaluées au cas par cas en fonction de la clinique de chacun, une des conditions étant d'être entré dans le langage oral avec un minimum d'accès au symbolique, au faire semblant. Les indications tiennent compte aussi de la composition du groupe à ce moment-là. Les fins de prise en charge pourront être modulées en fonction de ce qu'un enfant, bien qu'arrivé à une certaine limite d'âge, pourra mettre encore au travail au sein du dispositif.

Les patients accueillis présentent donc différents profils cliniques, de la carence aux troubles du spectre autistique, du trouble anxieux à la dysharmonie, de l'agitation psychomotrice à l'inhibition. Nous pensons plus particulièrement à des jeunes restés ancrés dans des aspects archaïques du fonctionnement mental et pour lesquels des formes présymboliques de langage s'originent souvent dans des dépressions primaires. Des enfants aux limites internes mal établies et qui, en grande souffrance d'impensé, utilisent le registre comportemental pour se décharger d'excitations insupportables. À moins que, sous le coup d'inhibitions massives, une rigidité corporelle ne vienne comme pour empêcher tout mouvement psychique. Des enfants enfin chez qui, dans une cassure entre émotions et représentations, chose et mot, un « corps absentifié (qui) exerce ses ravages » (Clouard, 2016, p.131.)

À travers la figuration théâtrale, l'artifice de la mise en scène et les différentes facettes du personnage interprété, ne s'agira-t-il pas alors « de ramener la vie affective dans le corps, de telle sorte qu'il redevienne le lieu et objet du processus de métaphorisation » (Valon, p. 99) ? Ainsi, l'expressivité mise en jeu dans la médiation pourra constituer ce que la pensée essaie de retrouver d'ancrage sensoriel et émotionnel pour s'exprimer, ancrage en attente de symbolisation pour la plupart des enfants accueillis et pour lesquels un dispositif en face à face ne paraît pas toujours bien adapté.

Les objectifs

Comme le rappelle Freud, le Moi dans sa constitution première est d'abord corporel. Ainsi, la mise en jeu du corps au théâtre pourra soutenir, à travers les limites du personnage incarné, la représentation unifiée d'un moi corporo-psychique, avec tout ce que le jeu pourra faire surgir comme résurgences émotionnelles, violentes, traumatiques. À travers le « corps de la fiction », le jeu scénique — et même si ce dernier ne se trouve pas donné d'emblée, les scénarios commençant souvent par quelque chose de très collé à la réalité —, les enfants pourront être amenés à figurer de façon créative leurs fragilités et les défaillances de leurs capacités de contenance : au plus près de leurs sensations corporelles, mais dans un agir cette fois représenté, contenu par les conventions théâtrales.

C'est le cas de Loïc, enfant de 10 ans qui a beaucoup de mal à canaliser une agitation dont les origines ne sont pas toujours faciles à déterminer. En séance, il peut être sujet à des débordements avec le besoin de s'extraire d'un corps groupal vécu à ce moment-là comme trop excitant. Un jour, il réussit à proposer une fiction lors de laquelle une alarme se fait entendre. Il faut alors vite évacuer, lui et les autres comédiens se précipitent hors de scène dans un agir qui peut cette fois se métaphoriser sous forme de jeu.

L'incorporation de personnages fictifs avec toute la gamme d'affects et « d'identifications ludiques » (Attigui, 2012) proposées pourront faire écho chez les enfants à des facettes d'eux-mêmes jusque-là refusées, leur permettre d'incarner ou de voir incarnées leurs contradictions et de les conflictualiser sans que cela ne vienne les menacer directement. Même si, comme au psychodrame, nous rencontrons de jeunes patients qui n'ont pas suffisamment accès aux processus de représentation et pour qui le lâcher-prise de l'improvisation favorise une expression de l'inconscient, il n'y a pas, contrairement au dispositif psychodramatique de reprise interprétative sur ce qui a pu être joué et projeté par les enfants. Le jeu des adultes ne se veut pas interprétant. Bien que nous soyons à l'écoute de tout ce qui pourra se trouver mis en jeu de façon latente dans chaque scène, notre dispositif ne sera pas directement orienté vers le soin psychothérapeutique, mais cherchera plutôt à soutenir, dans ses effets de changement, le potentiel créatif de chaque enfant, du groupe.

Nous pensons à un autre enfant âgé de 9 ans, Amir, qui a présenté pendant longtemps des troubles phonologiques du langage, une agitation et une fragilité attentionnelle avec des traces d'autisme bien compensé. Sur scène, Amir semble hésiter entre le rôle d'un professeur et celui d'un terroriste, d'un voleur ou d'un vigile. Avec le temps, les aspects clivés portés par ces différents personnages vont peu à peu se moduler, l'agressé, plutôt que de basculer dans un rôle d'agresseur apprenant peu à peu à s'imposer à travers des scénarios qui se nuancent. De par le jeu des acteurs, la médiation théâtrale va favoriser une potentialité réflexive, plusieurs jeunes du groupe se particularisant par une expérience affective désaffectée sous le coup de défenses drastiques. Tout se passe alors comme si se trouvait remis au travail un processus d'appropriation subjective, d'auto-affectation, le corps d'emprunt du personnage, le leur, celui de leurs partenaires de jeu pouvant constituer, comme le rappelle Brun, « une sorte de miroir corporel et affectif, par la théâtralisation et aussi par un partage d'affects » (2013, p. 359). Ainsi, Loïc qui interprète lors d'une séance un joueur de foot. Après que son personnage se soit blessé lors d'un entraînement et qu'il ait essuyé l'incompréhension d'un entraîneur particulièrement cruel, un autre joueur interprété par un adulte se montre à l'inverse affecté par sa souffrance. L'entraîneur devient alors plus empathique, finissant par accompagner le personnage de Loïc aux urgences.

Soutenu par la fonction spéculaire portée par les spectateurs généralement très attentifs, par les comédiens sur scène, adultes et enfants et par la metteuse en scène, le jeu scénique constitue une forme d'image réfléchissante, un support imaginaire à travers lequel chaque enfant va se sentir narcissiquement fortifié dans son sentiment d'unité. De même, outre ses qualités esthétiques, le recours au costume[1] pourra renforcer la dimension fictive du personnage, lui donner consistance, au plus près du corps. Nous pensons à une jeune patiente très éclatée, mais dont le jeu est beaucoup plus contenu dès qu'elle se trouve parée d'accessoires et de tissus brillants, le regard bienveillant porté par les autres ayant de même fonction de réassurance.

Les adultes

Les cothérapeutes

Psychiquement et corporellement contenants, les cothérapeutes aident les enfants à habiter le corps du personnage, à « changer de peau ». Ce mouvement de « désidentification » (Attigui, 2012) pourra s'avérer extrêmement fragilisant pour certains enfants, mal assurés dans leurs assises subjectives et leur Moi corporel. Mais si les soignants sont confrontés aux défenses, y compris corporelles, mises en jeu par les jeunes du groupe — nous revient en mémoire la rigidité tonique de Loïc, véritable peau musculaire par défaut de contenance — ils auront aussi à faire avec leurs défenses propres. Nous avons tous en tête l'embarras qui a pu nous saisir au moment de l'interprétation de certains rôles, comme, par exemple, celui de l'amoureux d'un adolescent dont nous percevons en même temps le malaise... Eux-mêmes affectés par le contact avec le corps du patient (Boutinaud, 2016), les cliniciens se trouvent corporellement engagés à travers la façon dont, objets de projections transférentielles à la facture souvent très archaïque, ils auront à prendre en compte leurs propres ressentis, la façon dont ils pourront éprouver leur corps dans le jeu avec l'autre et à s'ajuster. À travers leurs reformulations, leur jeu, ils auront à recevoir et à moduler, voire à transformer lors des préparations d'improvisation ou sur scène

[1] Proposé dans un autre groupe qui accueille des adolescents.

certains affects bruts exprimés par les enfants. Partager le même plateau, voir les adultes s'exposer avec eux atténue la crainte des patients de se sentir jugé, facilite leur jeu. Du côté des adultes, cette expérience partagée leur permet de mieux comprendre de l'intérieur ce qui se joue pour chaque enfant, certains de ses blocages, de le redynamiser, voire, quand c'est nécessaire, de le contenir. Toutefois, comme l'écrit Brun : « par l'accumulation de rapprochements, de mises en jeu et du patient et de son thérapeute, une distance vitale nécessaire à l'émergence d'une distance critique progressive — celle qui a précisément fait défaut dans les relations primitives du sujet à son environnement — peut se produire entre le patient comédien et son personnage, d'une part, et son organisation pathologique d'autre part » (2013, p.368). Nous avons pu observer comment, dans un premier temps, nombre d'enfants installent des situations de jeu sans dialogue, où l'interaction avec l'autre (et avec eux-mêmes) est à éviter, la rencontre dangereuse avec toutes les angoisses d'intrusion qu'elle est susceptible de réactiver. Ce que certains jeunes, contenus par le dispositif, vont chercher à métaphoriser dans un début d'interaction ludique. Ainsi Loïc, qui incarne un jour le personnage d'un adolescent qui s'insurge contre une vieille dame interprétée par un adulte, et qui est venue s'installer sur le banc où il est lui-même assis : « C'est mon territoire, qu'elle dégage ! » Il y a très peu d'échanges, son personnage est provoquant, il fume, refume et enfume sa voisine. Tous deux se disputent, en viennent aux mains et quittent la scène en se chamaillant sur un mode cette fois tragi-comique, dans une dramatisation possible.

La metteuse en scène — comédienne

Nous pensons également au rôle joué par la metteuse en scène, sorte de figure parentale unificatrice qui, de par son expérience de comédienne, ses encouragements bienveillants, mais aussi, quand cela s'avère nécessaire, ses rappels à l'ordre, soutient chez chaque enfant l'expression de lui-même dans un environnement sécurisé. De par sa présence en retrait — c'est la seule qui ne joue pas et qui ne fait pas partie du service de pédopsychiatrie — elle répond auprès de chacun de l'absence d'agression ou d'excitation érotisée. À travers le cadre conventionnel, les règles et les rituels dont elle est garante, c'est elle qui va contenir, en appui sur le cadre et les cothérapeutes, l'expression d'une pulsionnalité trop directe, comme, par exemple, une décharge en acte ou une projection sans distance dans un personnage. Rôle difficile, loin s'en faut. Objet d'idéalisation, voire d'envie, elle fait fonction de pare-excitation pour ces enfants dont beaucoup se singularisent par une fragilité des enveloppes psychiques, le jeu, de par ce qu'il favorise de rapproché pouvant se révéler par trop excitant, raviver chez certains des menaces d'empiétement. Outre le choix du thème et des comédiens, elle donne des conseils de jeu, comme jouer face au public, parler bien distinctement, occuper tout l'espace du plateau, etc. De même elle n'hésite pas lorsque cela s'avère nécessaire à couper certaines scènes, où à rappeler certaines conventions, comme ne pas utiliser son prénom afin d'éviter là encore un télescopage entre moi réel/moi fictif.

L'espace du jeu

Ancré dans le jeu en tant qu'acte créateur (Winnicott, 1971), le dispositif soutient la création d'une aire potentielle auprès de nos jeunes patients dont beaucoup se singularisent dans leur histoire subjective par les aléas de l'expérience transitionnelle. Cette dernière est nécessaire parce qu'elle permet à l'enfant qui n'a pas encore pu élaborer la représentation interne de l'absence, de remodeler dans une illusion de toute puissance, la réalité en fonction de ses besoins propres. Ainsi, nous chercherons avant tout à les accompagner dans l'expression de leurs potentialités créatrices en les aidant à s'en saisir : avec tout ce que le jeu pourra avoir de thérapeutique en soi, les enfants, et c'est avant tout ainsi qu'ils se perçoivent, perdant le temps du groupe leur identité de « patient ». Mais la dimension fictive du personnage ne se fait pas d'emblée, une certaine porosité des limites internes rendant difficile chez certains la distinction nette entre scène et hors scène, jeu et non-jeu. Et, comme le rappellent Guénoun et Fauché, cette distinction va constituer un des enjeux majeurs de la médiation, plusieurs des enfants accueillis se singularisant par une précarité du consensus à l'illusionnement (2017, p. 243).

Pour soutenir cette appropriation, l'entrée dans le jeu théâtral va être rythmée par toute une ponctuation de temps et d'espaces bien distincts. Jouer sur des espaces différenciés va permettre de matérialiser ces limites mal établies, les jeunes, lorsqu'ils arrivent, ayant souvent besoin d'anticiper en les verbalisant les différents moments de la séance. La règle des trois unités du théâtre classique (de temps, de lieu et d'action) rappelée à chaque début de séance par la metteuse en scène va entrer en résonance avec trois espaces matériels bien différenciés à l'intérieur desquels les enfants vont être invités à circuler : espaces des spectateurs, coulisses et la scène proprement dite. Mais d'autres lieux « interstitiels » comptent aussi. Nous pensons à la salle d'attente qui permet, sous le regard bienveillant de la secrétaire qui les accueille, la mise en attente, dans une sorte de « latence pulsionnelle », de l'instant où les enfants vont intégrer l'espace du jeu, le corps groupal sans s'y sentir englouti. Nous pensons aussi au temps convivial du goûter pris dans la cuisine, et qui scelle l'unité du groupe à travers des échanges spontanés enfants/adultes. Nous revient à ce propos l'agitation de Loïc pour qui regarder les prises électriques, vérifier ce que déclenche les interrupteurs de la cuisine lui permet sans doute de tester la fiabilité du lieu. Autant de repères relatifs au corps, au temps et à l'espace sur lesquels ces patients, extrêmement précarisés dans leur construction identitaire et corporelle, pourront s'appuyer pour pouvoir, dans une déprise progressive de leur Moi réel, entrer dans le corps fictionnel de leur personnage, le cadre ainsi offert pouvant faire office, comme le suggère Attigui, de « schéma corporel » (2012, p.103).

Déroulé des séances

Dans un premier temps, le groupe se réunit en cercle dans l'espace « spectateurs » de la grande salle qui fait sas entre l'entrée de la salle et le plateau. Pour garantir que chacun ait un espace et un temps de parole, certains enfants ayant tendance à déborder ou à l'inverse à rester en retrait, les membres du groupe, enfants et adultes, sont alors invités à tour de rôle et en un mot ou quelques phrases à prendre quelques instants pour faire le point sur l'état dans lequel chacun arrive et à le partager.

Symboliquement, ce moment marque le passage de l'individualité au corps groupal.
Dans une mobilisation proprioceptive et un recentrement sur soi, sur ses sensations, ses limites corporelles, mais aussi celles de l'autre, le groupe investit ensuite l'espace de jeu pour un échauffement. La proposition d'exercice faite par la metteuse en scène va aider les jeunes à « faire semblant », à nourrir leur imaginaire et leurs capacités à jouer, les soignants soutenant ce mouvement intégrateur. Lors de certaines séances, l'invitation à passer d'un Moi réel à un Moi fictif semble déstabiliser chez certains des enveloppes fragiles, le groupe ne paraissant plus alors assurer suffisamment sa fonction de contenance. Nous pensons à Amir, en tension pendant les échauffements et qui ne réussit pas à se concentrer sur une partie du corps lorsque la metteuse en scène lui demande de faire un geste particulier. Il se montre alors comme désaccordé, crispé, un des adultes du groupe, de par sa présence soutenante, l'aidant alors à reprendre possession de sa voix, de son corps.
Suit le temps fort de la séance, la metteuse en scène donne un thème et « choisit » les enfants qui vont passer sur scène. Les personnes qui ne jouent pas restent dans l'espace spectateur dont les chaises sont maintenant disposées en ligne face à la scène. Un enfant joue toujours avec un ou deux adultes, ces derniers ayant alors à soutenir physiquement, psychiquement, chaque enfant dans ce mouvement de « dessaisissement de soi et de reprise imaginative comme exercice central de la médiation thérapeutique par le théâtre » (Fauché, Guénoun, 2017, p. 242).
Au fond de la salle, derrière de grands rideaux rouges, un bureau sert de coulisses où les enfants vont pouvoir, avec l'aide d'un ou des adulte(s) construire la trame de leur scénario, s'attribuer un rôle et définir leur personnage et celui de leurs partenaires. Lorsque tout le monde est prêt, la metteuse en scène donne le signal et l'improvisation préparée dans ses grandes lignes démarre avec l'entrée sur scène des comédiens. Suite au jeu, un temps de reprise à chaud permet à chacun, comédien et spectateur, de partager de façon empathique ses impressions, éventuellement ses incompréhensions, voire, pour les comédiens, les divergences qui peuvent s'être installées entre la trame de scénario esquissée en coulisse et l'improvisation.

À la fin de la séance et pour marquer cette fois le retour du groupal vers l'individuel, le groupe se réunit à nouveau en cercle dans l'espace spectateur pour partager à tour de rôle l'état dans lequel chacun se trouve à travers le choix d'une couleur, sorte de météo des émotions. Plusieurs des enfants ont besoin de s'appuyer sur des repères concrets, tangibles — la couleur des murs de la pièce par exemple — pour justifier leur option. Et ça n'est par exemple qu'à la toute dernière séance d'un des enfants du groupe, arrêt prévu et travaillé de longue date qu'Amir arrive à exprimer combien il est touché par ce départ : « Aujourd'hui, ma couleur c'est du noir, je ne veux pas qu'il parte ».

Jeu, créativité et subjectivité

Reconnecter à travers le jeu ces enfants désarrimés pour beaucoup de leur expérience subjective avec des pans de leur vie interne, n'est-ce pas ce qui se trouve essentiellement travaillé à travers la médiation ? De par ce qu'elle favorise comme mouvement d'expression, l'improvisation théâtrale comme exercice de jeu en prise directe avec ce qui habite l'enfant dans l'ici et maintenant, l'ouvre à la possibilité d'entrer en contact avec lui-même, à s'habiter corporellement à l'intérieur du cadre ludique pour commencer à se penser : la mobilisation du corps, premier support d'identification pris dans l'interrelation primaire, pouvant alors s'offrir comme vecteur de transformation pulsionnelle dans le jeu avec l'autre. Et si le plaisir pris à partager une réalisation avec les spectateurs, les autres comédiens et la metteuse en scène est fondamental, comme reconnaissance d'abord par le groupe, mais aussi dans ce qu'il scelle d'identité collective, le plus important pour nous ça n'est pas que les enfants réussissent à tout prix une belle performance. Au-delà de ses qualités esthétiques, une réalisation aura avant tout valeur de par ses capacités expressives et communicationnelles, de par le processus de créativité et la dynamique individuelle et groupale mise en jeu. Nous serons sensibles avant tout à mettre l'accent sur l'intérieur, l'intime — d'où notre choix, par exemple de ne pas effectuer de représentation à l'extérieur —, sur les mouvements d'intra et d'intersubjectivité réactivée, dans l'idée de soutenir auprès de ces enfants l'aménagement plus souple d'une transitionnalité qui s'est construite de façon souvent précaire.

Pour conclure

Nous espérons avoir réussi à montrer comment l'espace scénique, à l'intérieur des conventions qu'il instaure, pourra soutenir un travail de différenciation entre jeu et réalité, le renforcement des capacités de contenance qu'il favorise ouvrant les jeunes que nous recevons à la possibilité de figurer des vécus saturés en indices corporels et de les transformer à travers un imaginaire partagé.
Nous avons pu expérimenter combien vivre dans le plaisir du jeu des ressentis, des conflits jusqu'alors inabordés, les éprouver dans la réalité par le truchement de la fiction théâtrale, figurer des angoisses — fantômes, zombis, terroristes — les partager et non plus les subir ouvrent les enfants à des questions existentielles, à leur subjectivité. Attigui (2012, p.23) insiste à ce propos sur la fonction cathartique du jeu et sur ce qu'il soutient de fonctionnement vital au sens où l'entend Winnicott, comme soutien au sentiment d'être soi. Organisé autour de « l'être vu » et des modalités expressives du corps qu'il favorise, ce dispositif clinique constitue une modalité thérapeutique privilégiée auprès de patients pour lesquels un corps souvent déshabité, mal psychisé aura pu se constituer comme « lieu de la démétaphorisation » (Vallon, 2016, p.99).[1]

Bibliographie

Attigui, P. (2012). *Jeu, transfert et psychose. De l'illusion théâtrale à l'espace thérapeutique*. Paris : Dunod
Boutinaud, J. (2016). « De l'éprouvé au figurable » in *Jeux et enjeux du corps au psychodrame.* SPASM-ETAP, pp. 197-215.

Brun, A. (2013). « Le théâtre » (dir. A.Brun, B.Chouvier, R.Roussillon), *Manuel des médiations thérapeutiques*. Paris : Dunod, pp. 355-369.
Clouard, C. (2016). Penser, jouer, au psychodrame, desserrer l'étreinte » in *Jeux et enjeux du corps au psychodrame.* SPASM-ETAP, pp. 129-149.
Fauché, D.J.M., Guénoun, T. (2017). « La médiation thérapeutique par l'improvisation théâtrale en intersecteur » (dir. C.Marcilhacy) *Les médiations thérapeutiques au service du soin.* Paris : In press, pp. 239–251.
McDougall, J. (1989). *Théâtres du corps*. Paris : Folio essais.
Valon, P. (2016). « Le corps de l'inceste » in *Jeux et enjeux du corps au psychodrame.* SPASM-ETAP, pp. 85-106.
Winnicott, D.W. (1971/1975). *Jeu et réalité — L'espace potentiel.* Paris : NRF Gallimard.

Marcher « hors les murs » : une méthode clinique de l'itinérance thérapeutique.

Julia Violon[1].

Introduction

« La question des limites avait été dépassée depuis longtemps. Les lieux n'étaient plus circonscrits, situables sur des cartes, immobiles. Ils se déplaçaient avec le voyageur. » (Milani, 2022)

Cette citation de Milani résonne particulièrement avec la démarche clinique d'itinérance thérapeutique « hors les murs » qui nous occupera pour cet article. Elle transforme et transporte le cadre thérapeutique au-delà des cadres statiques habituels et impose aux thérapeutes d'en penser les enjeux, ses logiques et archéologiques (Roussillon, 1995) organisées autour du déplacement.

L'itinérance thérapeutique est un espace de co-construction (Jung & Dirocco, 2022), une co-improvisation s'articulant aux modalités institutionnelles et aux patient(e)s qui l'occupent. Elle est souvent le fruit d'un « trouvé/créé » (Winnicott, 1971) menant à la sortie des murs de l'institution afin de « prendre l'air », expérimenter le « dehors », tout en le dialectisant avec le « dedans » (Granier, 2023). À une époque où les pratiques soignantes restent encore largement confinées à des lieux sédentaires et institutionnalisés, l'itinérance apparaît comme une médiation innovante, capable de relancer des processus de symbolisation (Brun et al., 2013) jusqu'ici entravés.

Dans ce cadre, la marche dépasse les fonctions occupationnelles ou utilitaires auxquelles elle est souvent

---

[1] Julia Violon. Psychologue clinicienne. Docteure en Psychopathologie et Psychologie Clinique.
Julia.violon@hotmail.fr. 38 T rue Antoine Polotti, 38600 Fontaine.

cantonnée (Chocron et al., 2016). Elle s'affilie aux pratiques contemporaines d'accompagnement psycho-social par le « plein air » (Mercure & Langelier, 2022 ; Rojo et al., 2017). Elle s'inscrit également dans l'héritage relevant de l'antipsychiatrie et de la psychothérapie institutionnelle (Oury, 1980 ; Tosquelles, 1972) qui proposait déjà de désenclaver l'activité thérapeutique en privilégiant le « vivre-ensemble ». Ces pratiques visaient à innover le cadre habituel de la psychiatrie, en réponse à des institutions traditionnellement enfermantes et chronicisantes.

L'itinérance thérapeutique accentue la dynamique du déplacement physique, faisant de la mobilité un opérateur psychique central. Sa modélisation repose sur le cadre et le mouvement, entre espace institutionnel et ouverture vers l'extérieur.

Un cadre thérapeutique « hors les murs »

Le cadre est la structure fondamentale permettant au processus thérapeutique de se déployer (Bleger, 1967). Cet auteur distingue ainsi la *situation analytique*, qui correspond à l'espace où le processus thérapeutique s'active, du *cadre*, qui se doit d'être stable et immuable (« non-processus ») pour permettre l'émergence du transfert. De premier abord, l'itinérance « hors les murs » bouscule cette représentation puisqu'elle propose un cadre qui se définit par son déplacement. Pourtant, celui-ci s'articule aux autres espaces de soin dans une logique institutionnelle : des règles, protocoles et rituels portent en arrière-fond son mouvement.

Dans la continuité de Bleger, Roussillon revisite la notion d'attaque du cadre en introduisant l'idée d'un « transfert sur le cadre », où se rejoue la « préhistoire/histoire de la symbolisation de la symbolisation » (p. 162). Le cadre mobile et ses opérations transférentielles remettraient en jeu une histoire de la symbolisation chez le sujet. Cassanas (2002) élargit cette réflexion en articulant le cadre à une dynamique de mise en récit et de mise en acte, impliquant un mouvement tant psychique que physique.

Cette évolution conceptuelle trouve un écho chez Anzieu qui, dès 1986, étend sa conceptualisation des enveloppes au cadre thérapeutique. Il le conçoit comme une structure homologue à la topographie de l'appareil psychique, jouant un rôle de contenance et de transformation des affects et des mouvements pulsionnels, que ce soit dans un cadre individuel ou groupal. Kaës (2015) prolonge cette analyse en mettant en évidence la « spatialité de la psyché », en étroite relation avec l'image du corps et l'espace du cadre. En 1998, Haag postule que l'espace thérapeutique sert de support à une communication préverbale. Elle évoque qu'un « jeu pulsionnel » avec l'environnement spatial est ainsi envisagé comme un mode d'expression primaire, essentiel dans le travail clinique.

Dans l'itinérance thérapeutique, les repères spatiaux étant mouvants, il incombe aux sujets de définir les limites du cadre de la rencontre (et non plus d'en faire l'économie[1]). De cette manière, le travail thérapeutique repose davantage sur la relation elle-même et sur l'ajustement mutuel (Stern, 1989) patient(e)/thérapeute. Houzel (1986) met en avant la question de l'alliance thérapeutique, en la définissant comme « une adhésion à une expérience d'un type nouveau » (p. 231), ouvrant la possibilité d'un changement psychique par une relation de coopération.

Sur le terrain de l'itinérance, cette alliance s'élabore progressivement, d'abord par un apprivoisement spatial et sensoriel, puis par le verbal. Ce dispositif offre un espace de relation en « côte à côte » ou « épaule contre épaule » (Roussillon, 2007) — ce que Fustier écrit, à sa façon, comme « des coups d'épaules psychiques, pour rentrer en communication, pour balbutier des choses qui ensuite pourront s'élaborer davantage » (Gaillard et al., 2020, p. 89). Ce cadre informel permet alors d'aborder ce qui resterait inélaborable ailleurs, ouvrant sur le « surgissant du surprenant » (Grondin & Brun, 2022, p. 211) et rejoignant la conceptualisation de l'interstice chez Roussillon (1987).

Espace indéfini et atypique, l'itinérance redéfinit les frontières entre thérapeutique, social et institutionnel. Sur ce dernier plan, elle favorise des articulations entre les cadres de

---

[1] Selon Green, « le cadre ne détermine pas seulement les conditions d'un espace de travail, il modifie l'économie des limites » (1982)

soin et crée du mouvement dans la structure, souvent vécu par les patient(e)s comme une « bouffée d'air », selon les mots d'un patient psychotique chronique accompagné dans ce dispositif.

La psychothérapie institutionnelle a contribué à proposer des alternatives à l'enfermement, modelant de multiples activités de groupes, favorisant le lien social et décloisonnant progressivement le clivage folie/société entretenu par l'appareil psychiatrique jusqu'ici. Les « clubs thérapeutiques », d'abord avancés par Tosquelles, se sont inscrits dans cette intention, montrant ainsi l'importance d'un cadre mobile, évolutif, qui ne se limite pas aux espaces de soin, mais s'étend aux lieux de vie partagés et espaces intermédiaires qui « retentissent sur l'architectonie de l'établissement » (Delion, 2009, p. 13). L'« effet ricochet » (Fustier, 2013) prend ici tout son sens : il désigne les effets thérapeutiques indirects, « non visés comme un objectif explicite » (p. 12). Ils reposent sur l'investissement libre de la relation, sans que son potentiel thérapeutique ne soit d'emblée déterminé.

Aussi, l'itinérance thérapeutique pourrait être pensée comme un interstice, un espace en « entre-deux », où les processus thérapeutiques émergent de manière imprévisible. Elle serait, de cette façon, un « interstice organisé », puisqu'elle se présente comme un espace de soin, espace de médiation intégré dans la dynamique institutionnelle, tout en préservant la spontanéité et la liberté d'investissement de la rencontre.

Une dé-marche entre pratique et recherche

Ainsi, notre démarche d'exploration clinique s'est inscrite dans un CMP pour Enfants-Adolescents. En accord avec l'équipe soignante, le dispositif s'est renommé « Cheminons », un terme mettant en avant la dimension processuelle et transitionnelle du mouvement. Ce groupe s'est articulé autour de séances hebdomadaires (1 h 30), comprenant un temps d'accueil « entre les murs » pour évoquer la séance précédente et choisir ensemble l'itinéraire du jour, un trajet en voiture vers des itinéraires de marche, une déambulation adaptée au rythme du groupe, et un retour pour associer, verbaliser et laisser une trace des expériences vécues[1]. Déployé sur deux années consécutives, ce dispositif a évolué pour s'ajuster aux besoins cliniques et aux dynamiques spécifiques des jeunes patient(e)s.

Concrètement, nous avons coanimé chacune des séances, avec une soignante de l'équipe, dans une posture d'écoute et d'accompagnement clinique des situations. À l'issue de chacune des séances, nous prenions un temps de post-séance visant à articuler nos observations entre nous, puis en lien avec les éléments traversant l'institution, des transmissions de collègues et observations issues d'autres espaces de soin.

Cette démarche d'observation et d'analyse clinique s'inscrit dans une perspective plus large, où l'évaluation des psychothérapies est aujourd'hui un enjeu central. Dans ce contexte, des méthodologies spécifiques à l'épistémologie psychodynamique ont été développées, reposant sur le paradigme de la « preuve à partir de la pratique » (Brun et al., 2016). L'épistémologie psychodynamique, qui fonde ses hypothèses sur l'inconscient et les dynamiques associatives de la psyché, inscrit son rapport à la preuve dans une démarche ancrée dans la singularité des rencontres cliniques. Les approches évaluatives qui en découlent se détachent de la simple mesure des résultats pour s'attacher aux processus sous-jacents aux transformations thérapeutiques. Ainsi, elles privilégient une observation fine des dynamiques transférentielles, des manifestations latentes et manifestes des vécus et de la polymorphie de l'associativité : corporelle, affective et relationnelle.

Les observations et comptes rendus issus des séances ont cherché à mettre en lumière les processus thérapeutiques saillants de l'itinérance. Progressivement, et dans une intention plus large de modélisation du dispositif lié à la thèse (Violon, 2024), plusieurs tableaux d'observation clinique se sont construits. Nous n'aurons pas l'espace ici de les exposer, toutefois ils ont été réalisés à partir des travaux proposés par les chercheurs du

[1] Différents médiums pouvaient être utilisés selon les situations : la photographie, l'assemblage d'objets glanés sur le chemin, le dessin, la cartographie appuyée (ou non) d'un récit sensible, relatant l'histoire du groupe et la rencontre avec le paysage parcouru.

CRPPC (Brun et al., 2016). Ils s'organisent selon différents champs : le groupe, le jeu avec l'environnement non-humain, les expressions corporelles, les interactions avec les thérapeutes et leurs contre-attitudes. Cette élaboration progressive de tableaux de repérage clinique a permis de transférer ces observations d'une expérience clinique à une autre[1] et de penser un modèle plus large de l'itinérance thérapeutique.

Clinique

Examinons à présent différents fragments issus du CMP Enfant-Adolescent. Le dispositif « Cheminons » s'est situé comme un lieu de « passage », destiné à accueillir des pré-adolescents âgés de 10 à 13 ans, souvent en retrait, en difficulté pour nouer des liens avec leurs pairs, habiter un corps transformé par le pubertaire (Gutton, 2013) et mettre en mots leurs affects.

Le tourbillon pour apprivoiser la rencontre

Azur est un jeune garçon de 12 ans consultant au CMP depuis l'âge de 4 ans. Il présente des difficultés relationnelles et d'organisation de la pensée, accompagnées d'anxiété diurne et nocturne.

En séance, Azur se caractérise par une logorrhée verbale et une agitation corporelle intense, explorant l'espace avec enthousiasme, mais souvent en marge du groupe, traduisant ainsi sa difficulté à établir des liens. Azur virevolte autour de nous, comme un tourbillon qui n'arrive pas à s'inscrire dans la rencontre. L'itinérance semble lui offrir un cadre propice à l'expression de sa pulsionnalité débordante, explorant le paysage tout en maintenant une distance fluctuante avec le groupe.

Toutefois, si l'itinéraire traversé contraint à une proximité et à accorder son rythme à l'autre (ex. : trottoir, sentier étroit, etc.), Azur dépose massivement des éléments de son histoire dans cet espace individuel fortuit et induit par l'aménagement de l'espace. Si, à l'inverse, l'itinéraire est ouvert, alors il s'échappe tout en maintenant le lien, retournant tourbillonner autour de nous.

---

[1] Par exemple, en psychiatrie adulte (hospitalisation complète ou de jour, Violon & Brun, 2021)

Cet espace en « trouvé/créé » (Winnicott, 1971) à partir du rythme du groupe et de la contrainte spatiale du terrain semble lui permettre de choisir librement les modalités d'interaction évitant ainsi les effets d'emprise sur le lien et d'enfermement qu'un cadre statique et cloisonné peut véhiculer.

Un repli du cadre où se réfugier

Camel, 13 ans, rejoint le groupe après un long parcours institutionnel marqué par des suivis individuels et familiaux, depuis ses 4 ans lui aussi.

Son intégration dans les séances de marche se fait en retrait, observant d'abord les autres avant de prendre la tête du groupe, marchant seul d'un pas rapide. D'emblée, cette position en amont lui offre un espace sécurisant, une zone de repli face à la rencontre de ses pairs et à ses éventuelles tensions.

Au fil des séances, s'il tente d'interagir avec les autres jeunes, son rapport passe d'abord par la rivalité et la mise à l'épreuve de ses capacités physiques, où il se confronte à ses propres limites. Camel glisse, tombe puis se replie à la marge du groupe. Il nous raconte corporellement comment il échoue à rencontrer le monde. Progressivement et en introduisant des jeux collectifs qui dépassent la simple marche, la place de Camel devient mouvante : il s'investit par moments dans la dynamique collective, tout en ayant la garantie de pouvoir se replier en cas de frustration, seul ou auprès des co-thérapeutes. Cette alliance, qui s'établit au fil des séances, soutient son intégration au reste du groupe.

Ce repli du cadre devient un espace de sécurité où Camel peut expérimenter ses modalités de rencontre, sans risquer une confrontation ou un abandon. Le repli est un lieu de refuge face à la complexité d'entrer en lien avec ses pairs. Le lien devient *plastique*, *élastique*. Ces modalités du cadre offrent à Camel l'opportunité d'exprimer ses angoisses, tout en favorisant une exploration de ses propres limites et besoins.

Les espaces qui échappent aux thérapeutes

Amar, 13 ans, est un adolescent placé en famille d'accueil depuis ses 5 ans. Il s'agit d'un adolescent qui ne fait « pas de vague », mais que personne ne semble pouvoir rencontrer véritablement. Excessivement discret, il s'insère dans les séances de marche au rythme des thérapeutes, observant attentivement les mouvements des autres jeunes sans participer verbalement. Au fil des séances, sa mimo-gestuo-posturalité est plus expressive. Il montre un corps tonique, dégourdi, élancé et curieux.

Un jour, lors d'un trajet en voiture, Camel, lui-même curieux de ses origines familiales, interroge Amar sur les siennes. Étant situées à l'autre bout du véhicule, nous (co-thérapeutes) ne percevons que quelques bribes de cette conversation. Alors qu'il était resté inaccessible à tous les autres endroits du soin jusque-là, Amar semble, à cet instant précis avec Camel seulement, pouvoir exprimer sa situation actuelle et déposer une partie de sa souffrance, nous laissant néanmoins dans une impossibilité de pouvoir reprendre cet échange furtif à un autre endroit.

Un mois plus tard, nous retrouvons à la fin d'une séance le père de la famille d'accueil d'Amar. De retour en groupe « entre les murs » avant de se séparer, interrogé par les autres jeunes sur son lien avec cet homme, Amar parvient à se raconter davantage, dans ces espaces du soin et du lien entremêlés. Cette élaboration est rendue possible par le repli préalable, échappant aux thérapeutes - un lieu à soi qu'avait été ce premier échange « secret » avec Camel, nécessaire pour se penser et exister (Aulagnier, 2009).

Discussion

Ce cadre thérapeutique « itinérance hors les murs » semble ainsi s'agencer, se modifier, au fil de l'itinéraire traversé, des différents passages, de l'interaction entre les membres du groupe et la forme que celui-ci tient dans l'espace. L'absence manifeste de limites de ce cadre ouvert « hors les murs » semble induire des limites à constituer, à travailler, à distinguer, psychiquement et physiquement, afin de contenir et d'entourer notre groupalité en mouvement.

Aussi, s'il a été question de pli et de repli, c'est dans une affiliation évidente avec la pensée de Deleuze et Guattari (1980). Dans ces espaces choisis, le jeune patient trouve un espace-refuge seul, auprès des thérapeutes ou d'un autre membre du groupe. Ce choix d'investissement apparaît comme une modalité d'apprivoisement de la rencontre : une façon de naviguer entre le dedans et le dehors, entre l'intime et le collectif, entre soi et l'autre.

Ce jeu de passages et de replis prend une signification particulière lorsqu'il concerne des patients pré-adolescents. Cette période est un moment de transition, où l'être se cherche, oscille entre des identités mouvantes. Dans cette dynamique, le cadre itinérant, avec ses ouvertures et ses limites à co-construire, entre en résonance avec ce mouvement de transition, fait d'errance, d'expérimentations, de tensions entre continuité et rupture.

L'espace transitionnel est « un espace de présence et d'absence (ni trop de l'un, ni trop de l'autre, ni pas assez), un jeu dans un cadre, de contenu dans un conteneur, de tension paradoxale tolérable. Tension quand même… » (Kaes, 1979, p.151.) Cette tension, nécessaire à la transformation, évoque l'inconfort et l'imprévisible propres à l'itinérance « hors les murs ». Le psychologue des interstices est un véritable « *spationaute* » (Garot, 2018), naviguant dans ces zones floues et transitionnelles. Loin d'être un frein au processus thérapeutique, cet inconfort est une dimension essentielle du dispositif, puisqu'elle re-situe le ou la thérapeute dans une forme de vulnérabilité co-éprouvée, un « côte à côte » véritablement clinique participant au déploiement des processus de symbolisation « en présence » (Roussillon, 2007).

Nous avons évoqué plus tôt que le cadre de l'itinérance thérapeutique s'organisait comme un « interstice organisé ». La dimension de l'interstice est essentielle dans la construction du cadre, où l'informel, tout en restant organisé, permet de faire advenir ce qui ne peut pas s'exprimer autrement, qu'il s'agisse de processus ou d'éléments relatifs à la vie institutionnelle, à la vie groupale ou de trajectoires singulières. Loin d'une approche rigide ou entièrement prévisible, ce cadre qui contraint à co-construire dans l'ici et maintenant de la séance permet de s'apprivoiser progressivement tout en créant un espace de tension nécessaire pour permettre l'émergence de processus thérapeutiques spécifiques.

Cette période de tension entre l'enfance et l'adolescence, dans laquelle sont pris singulièrement Azur, Camel et Amar, est marquée par un besoin de transformation et de redéfinition de soi, souvent catalysée par des espaces et des pratiques thérapeutiques qui échappent à la rigidité des cadres traditionnels et statiques. Cette méthode clinique propose ainsi de nouvelles façons de se rencontrer, d'interagir, de s'accorder et de se raconter.

Bibliographie

Anzieu, D. (1986). Le cadre psychanalytique et les enveloppes psychiques. In *Le travail de l'inconscient*, Paris, Dunod.

Aulagnier, P. (2009). « Le droit au secret : condition pour pouvoir penser. » In *La pensée interdite*, Paris, PUF, p. 15-41.

Bleger, J. (1967). Psychanalyse du cadre psychanalytique. In R. Kaës, *Crise, Rupture et dépassement*. Paris, Dunod.

Brun, A., Chouvier, B., & Roussillon, R. (2013). *Manuel des médiations thérapeutiques*. Paris, Dunod.

Brun, A., Roussillon, R., & Attigui, P. (2016). *Évaluation clinique des psychothérapies psychanalytiques*. Paris, Dunod.

Cassanas, J. (2002). Cadre et transfert. In *Que cherche l'enfant dans les psychothérapies ?* Toulouse, Érès, 179-201.

Chocron, M., Vicherat, L., & Khial, E. (2016). Un atelier balade : Comment ça marche ? *Cliniques méditerranéennes*, 93 (1), 221-236.

Deleuze, G., & Guattari, F. (1980). *Mille plateaux*. Paris, Éd. de Minuit, 2009.

Delion, P. (2009). Préface. In *Le travail thérapeutique en psychiatrie*. Ramonville-Saint-Agne, Érès.

Fustier, P. (2013). Pratiques en ricochets. In *Éducation spécialisée : Repères pour des pratiques*. Paris, Dunod, 11-16.

Gaillard, G., Ravon, B., Bompard, V., & Borie-Bonnet, H. (2020). *Rencontre avec Paul Fustier. L'institution au quotidien, une pensée clinique*. Toulouse, Érès.

Garot, M. (2018). Tumulte et charivari à l'interface. In A. Ciccone, *Aux frontières de la psychanalyse : Soin psychique et transdisciplinarité*. Malakoff, Dunod, 109-123.

Granier, E. (2023). Dedans Dehors. In C. Sternis et al. *Traces. Médiations thérapeutiques/symbolisation, clinique de la forme et de l'éphémère*, Asphodèle.

Green, A. (1982). La double limite. In *Le trouble de penser*. Paris, Gallimard, 267-283.

Grondin, P., & Brun, A. (2022). Médiations thérapeutiques en pratiques institutionnelles, *Nouvelle revue de psychosociologie*, N° 34 (2), 201-213.

Gutton, P. (2013). *Le pubertaire*. Paris, PUF.

Haag, G. (1998). Travail avec les représentants spatiaux et architecturaux dans les groupes de jeunes enfants autistes et psychotiques. *Revue de Psychothérapie Psychanalytique de Groupe*, 30, 47-63.

Houzel, D. (2009). Chapitre 12. La psychothérapie et son cadre. In *Les grandes problématiques de la psychologie clinique*. Paris, Dunod, 223-237.

Jung, J., & Dirocco, V. (2022). *Pratiques cliniques et dispositifs « aux limites ». Approche contemporaine*. Paris, Dunod.

Kaës, R. (1979). Introduction à l'analyse transitionnelle. In R. Kaës, A. Missenard, D. Anzieu & J. Guillaumin, *Crise, rupture et dépassement*. Malakoff, Dunod, 1-81.

Kaës, R. (2015). *L'extension de la psychanalyse : Pour une métapsychologie de troisième type*. Paris, Dunod.

Mercure, C., & Langelier, M.-È. (2022). L'intervention par la nature et l'aventure au service de la santé mentale. *Rhizome*, 82 (1), 16-16. 4.

Milani, A. (2022). *Géographies de steppes et de lisières*. Devesset, Cheyne éditeur.

Oury, J. (1980). *Onze heures du soir à La Borde : Essais sur la psychothérapie institutionnelle*. Galilée.

Rojo, S., Bergeron, G., & Boudreault, V. (2017). *L'intervention psychosociale par la nature et l'aventure : Fondements, processus et pistes d'action.* Québec, Presses de l'Université du Québec.

Roussillon, R. (1987). Espaces et pratiques institutionnelles. Le débarras et l'interstice. In R. Kaës, J. Bleger, E. Enriquez, F. Fornari, P. Fustier & J. — P. Vidal, *L'institution et les institutions : Études psychanalytiques*. Paris, Dunod.

Roussillon, R. (1995). *Logiques et archéologiques du cadre psychanalytique*. Paris, PUF, 2007.

Roussillon, R. (2007). Postface : Les situations extrêmes et leur devenir. In *Dispositifs de soins au défi des situations extrêmes*. Toulouse, Érès, 215-226.

Stern, D. (1989). *Le monde interpersonnel du nourrisson : Une perspective psychanalytique et développementale*. Paris, PUF, 2017.

Tosquelles, F. (1972). *Le travail thérapeutique en psychiatrie*. Ramonville-Saint-Agne, Érès, 2009.

Violon, J. (2024). *« Itinérance hors les murs » Modélisation d'un dispositif groupal à médiation thérapeutique*. Thèse de doctorat, Université Lumière Lyon 2.

Violon, J., & Brun, A. (2021). De l'errance à l'itinérance : Une médiation thérapeutique hors les murs. *Corps & Psychisme*, 79, 83-96.

Winnicott, D. W. (1971). *Jeu et réalité : L'espace potentiel*. Paris, Gallimard, 2002.

L'intérêt du cadre temporel en orthophonie dans un groupe « Contes en scène » en CMP, pour des enfants latents[1]

Céline Dupuy[2]

Pour des enfants d'une dizaine d'années présentant des difficultés à mémoriser, organiser leur parole, leur récit, se projeter, laisser une trace écrite, agités, avec une orthophonie à l'intersection entre psychanalyse, linguistique et pédagogie (Chassagny, 1977), nous avons eu l'idée de proposer en CMP un groupe thérapeutique « Contes en scène » où le prélangage compte autant que l'oral ou l'écrit.

Nous envisageons plutôt ces troubles fonctionnels des apprentissages comme un trouble de la symbolisation, en suivant Gibello (2013). Freud (1905) décrit différentes étapes de symbolisation pour la construction du psychisme. Roussillon poursuit en parlant des processus primaires à secondaires, de transformations depuis la trace mnésique sensori-motrice soumise au principe de plaisir, à la représentation-chose jusqu'à la représentation de mot, soumise au principe de réalité (Brun, 2013). Un défaut dès les formes primaires de représentations de transformation, prenant naissance dans les enveloppes pré-narratives (Stern, Golse, Missonnier, 2013) et nécessaires à une chronologie entraînerait ce que Gibello appelle une dyschronie. Puyuelo (2018) pense qu'une pathologie du narratif empêcherait les enfants de rentrer dans la latence, période allant du déclin de la sexualité infantile (cinquième ou sixième année) jusqu'au début de la puberté (Freud, 1905). Ces enfants ne pourraient pas accepter ce premier temps de « l'obsessionalisation » (Arbisio, 1997), pris dans l'immédiateté, la pulsionnalité, sans conscience d'une irréversibilité du temps, restant dans le principe de plaisir, dans ce « daïmon » d'un temps circulaire (Green, 2000).

---

[1] Cet article est issu de mon mémoire pour le certificat de formation d'« animateur-thérapeute d'ateliers à médiations expressives Asphodèle » (2024).

[2] Céline Dupuy, orthophoniste chassagnienne, animatrice thérapeute, travaillant en service de pédopsychiatrie.

Freud soutenait déjà l'intérêt de l'après-coup comme intervalle nécessaire à « la formation du symptôme, au transfert, à la théorie du deuil, à la régression », indispensables à la latence, donc aux apprentissages. Sternis (2012) rappelle que « la symbolisation, d'emblée intersubjective, advient et intègre l'individu dans la loi et les rites humains, menant à la réalisation de formes (dessinées, parlées, écrites) à la fois infiniment personnelles et en partie partageables, donc symbolisées et symbolisantes ». Le cadre du groupe offre un espace transitionnel proche de la relation mère-enfant décrit par Winnicott (1975) avec une contenance, entre portage et limitation, illusion et désillusion, continuité et discontinuité. La disponibilité inconditionnelle, la prévisibilité dans la « préoccupation maternelle primaire » doit pouvoir se retrouver dans notre posture, notre manière de soigner (handling), notre portage psychique (holding) créant « un sentiment de continuité d'existence » (1969) chez l'enfant. Ce cadre pourra avoir une fonction alpha, telle la « fonction alpha de la mère » (Bion, 1979) qui transforme les éléments bruts, indifférenciés en éléments symbolisables et intègre chez l'enfant une capacité interne à organiser le monde. Le temps chronologique, extérieur, réel auquel l'enfant est confronté, prendrait ainsi petit à petit une consistance, construisant sa temporalité psychique et les bases de la mémorisation, de son individuation, de son identité narrative.
Ce groupe pourrait aider l'enfant à mettre en mots sa préhistoire, refaire des liens, nommer des affiliations. Grâce à la clinique de la narrativité (Golse, 2013), nous repérerons les mises en récit de toutes sortes (mouvements, sons, mots, syntaxe). La psychiatrie de l'ellipse soutenue par Klein et Darrault Harris (2020) valorise l'utilisation des médiations pour démêler les structures narratives bloquées. Puyuelo (2018) défend une clinique du détour pour ces « abusés narcissiques », dont l'identité est fragile. Pour temporaliser ce qui arrive, il propose, pour ces enfants, « un travail scéno-graphique [...] entre dynamique spatiale et temps vécu, pour une rencontre incarnée ».
Depuis la structure du conte repérée par Propp puis Greimas (Baroni, 2023), « le temps est articulé narrativement » (Campion et Ricœur, 2003) entre causalité, conséquences, rétroactions et réflexivité. On y aborde les énigmes de la vie et le « sens de

l'existence » (Kaes, 2004) dans une « enveloppe onirique » (Kaes, 2007) rassurante qui permettrait à l'enfant de voyager, symboliser ses expériences en souffrance. Nous imaginons mêler le théâtre et le conte, qui, comme le rêve, permettent de rejouer les conflits archaïques les plus redoutés, et de « repulsionnaliser l'écriture en remettant la symbolisation en perspective avec le corporel, l'émotionnel, le sensoriel » (Sternis, 2012). L'apprentissage par le partage d'expériences dans le cadre de soin précis que nous allons décrire, dans une dynamique relationnelle du langage, faciliterait la mise en récit.

Le groupe thérapeutique « Contes en scène » a un temps de parole initial et final, fermé, sur six mois (une heure toutes les semaines de janvier à juin, avec les mêmes participants, une orthophoniste, sa stagiaire et une psychomotricienne), avec « un engagement tripartite usagers/animateurs/institution » (Sternis, 2023). Nous nous inspirons du cadre psychanalytique défini par Freud et Bleger (Stittelman, 2017). Le dispositif est la « partie matérielle, organisationnelle, temporelle et spatiale du cadre psychique dont il est la métaphore et le milieu privilégié de projection des processus en cours » (Sternis, 1999).
Une affiche protège la porte d'entrée. Nous ne produisons pas avec les enfants, mais favorisons leur expression, avec un accordage et un partage des outils, animons le temps de parole sans induire (règle de neutralité). Les adultes ont des chaises et places différentes de celles des enfants (abstinence). Le dispositif temporel et le dispositif spatial dans l'atelier sont pensés ensemble et stables. Telle la première trame narrative, avec la dimension temporelle liée aux déplacements, nous avons pensé nos différents espaces reliés à une chronologie, par les passages des lignes au sol qu'elle implique. Elles rendent lisibles les circulations entre « *différentes enveloppes* » du groupe. Les productions sont conservées dans une pochette de créations groupales ou des pochettes individuelles, dans « *la malle groupale* » mise à l'abri à chaque fin de groupe, dans une salle de réserve du CMP fermée à clef. Elles pourront être récupérées au dernier entretien avec les parents, ou conservées jusqu'à la fin du suivi au CMP.

L'inscription sur « *l'affiche groupale* » de la date, par un enfant volontaire, et des étiquettes-prénoms gardées dans la malle, constitue le rituel d'accueil. Pour le temps de parole initial (TP1) qui marque l'ouverture de l'atelier, les chaises, même des absents, sont installées en « *rond de parole* » jusqu'à la fin de la séance. Nous y nommons les absents, reclarifions les dispositifs et dates à venir. Chacun peut y partager une parole rapide. Chaque semaine, les enfants choisissent leurs espaces en Temps d'Expression (TE) où les thérapeutes les accompagnent si besoin : en coulisses pour la préparation de *« la pièce »* (un schéma narratif de l'intrigue « *trame de l'histoire* » y est à disposition, avec un carnet, pour un éventuel script) ou en salle, comme spectateur ou responsable des « *trois coups* » de djembé et de l'ouverture et fermeture des rideaux de scène avec le présentateur « *Monsieur Loyal* ». Posté sur le bord de la scène, il nomme le début de la pièce (« *il était une fois* », le lieu, époque du conte). Le jeu scénique est improvisé ou crée à partir des anticipations en coulisses ou des souvenirs des jeux précédents. La dernière scène se fige à la fin de la pièce et la clôture de la pièce est nommée par « *Monsieur Loyal* » (« *et c'est ainsi que… et que se termina cette histoire »),* puis les rideaux se ferment. La scène s'ouvre une dernière fois pour nommer les rôles choisis par chacun avant la fermeture définitive des rideaux. Le groupe se rassemble pour la narration du conte, autour d'une table basse, proche de l'espace de parole où le « *livre groupal* » conserve la mémoire des pièces jouées. Les récits sensoriels, corporels de chacun se coordonnent dans un récit oral, puis dans un texte écrit par un scribe volontaire, chaque semaine. Les pochettes et le « *livre groupal* » rangés dans la malle, le groupe se retrouve pour le temps de parole final (TP2) de l'atelier, qui en marque sa fermeture. Ce temps permet un après-coup du temps d'expression fort en influences groupales. Cette re-symbolisation des vécus pour ceux qui le souhaitent participe à la mémorisation, à l'individuation, ramène progressivement au temps réel et aux espaces extérieurs. Le rangement des prénoms et la fermeture de la malle par les thérapeutes sont le rituel de fin pour se séparer. Les thérapeutes se réservent une heure pour ranger la salle et analyser en « post groupe » la dynamique groupale, les

mouvements et expressions des enfants, adapter les attitudes de portage, de limitation pour la séance suivante.
Dès la Séance 2 (S2), nous avons dû adapter notre dispositif temporel, avec le risque de l'arrêt de notre collègue, et l'annonce de sa grossesse : fin du groupe avancée d'un mois avec renfort d'un calendrier des 9 séances restantes au lieu des 13 prévues au départ. À la S5, son arrêt est prévu pour les 4 suivantes avec la possibilité d'une correspondance écrite avec elle. Avec la stagiaire orthophoniste, nous gardons une continuité du groupe malgré la discontinuité de la réalité. Nous renforçons la confidentialité et solidité du dispositif (livre groupal plus rigide, rescotché, affiche d'accueil cartonnée pour un fond plus stable, draps propres pour les rideaux de scène). Une clochette, nouveau marqueur temporel en S5, permet d'immobiliser le jeu lorsqu'un contact physique met un acteur en difficulté. Cette pause amène une scansion supplémentaire, suspend le trop pulsionnel du jeu, rappelle le faire semblant et peut relancer la pièce en tenant compte du récit en cours ou donner une perspective de fin du conte. Nos notes plus nombreuses en post groupe et notre appui sur les invariants du cadre a soutenu notre contenance du groupe. Les entretiens bilans sont maintenus en juin.

Ibrahim ou l'astéroïde

Ibrahim est un enfant de 10 ans. Il vient au CMP depuis 2 ans pour un *« Trouble mixte des apprentissages »*[1], un *« Trouble Déficitaire de l'Attention avec Hyperactivité »*[2] médiqué sur le temps scolaire où il bénéficie d'adaptations et d'une aide personnalisée, un bégaiement, un « Trouble *Développemental du Langage* [qui] *gène encore la structuration de sa syntaxe orale et écrite et surtout sa compréhension des consignes et textes plus complexes »*[3]. Avec l'hospitalisation soudaine de sa mère nécessitant l'arrêt de l'allaitement à un an et demi, et cadet de sa fratrie, il est placé chez une tante pendant un mois, séparé de sa famille. Depuis, sa mère note des réveils nocturnes et un besoin

---

[1] Diagnostic médecin CMP.
[2] Diagnostic neuropédiatre Centre Référent des troubles des apprentissages, Hôpital X.
[3] Notes de suivi en orthophonie libérale.

de la retrouver la nuit jusqu'à ses 7 ans, d'être devant les écrans, rêveur, timide. À la maison, trois langues sont parlées pouvant entraîner des difficultés de vocabulaire et de sens de l'écriture. Lors de son inscription au groupe, il est en CM2, se dévalorise beaucoup et désespère d'une réussite scolaire attendue par ses parents. Son bégaiement réapparaît en situation de stress, Ibrahim restant encore dépendant du rythme de l'autre et de ses attentes. Il est agité, désorganisé, fuyant l'écriture, mais sa lecture est plus fluide. Nous imaginons qu'il souffre d'un trouble de la temporalité et du narratif et que le groupe « Contes en scène » serait indiqué par les appuis apportés, autant par le cadre stable et contenant, la structure récurrente du conte et de la scène, la trace écrite, que les liens permettant des identifications et influences.

À son arrivée au groupe, sa parole en TP est très faible et collée à celles des autres, et en TE, il a du mal à se défaire des scénarios de jeux vidéo, pris dans une immédiateté qui l'empêche d'intérioriser les limites spatiales et temporelles de l'atelier (rêve, glisse au sol, court). À la séance suivant l'annonce de la grossesse de notre cothérapeute, il revient avec le pied plâtré qu'il gardera jusqu'à notre avant-dernière séance, freinant ses déambulations. Au départ, il cherche l'exclusivité d'un adulte pour le rappel des règles ou du cadre temporel. Puis une différenciation avec les adultes et une identification aux autres enfants s'opère. Il suit un enfant tuteur ou l'excitation de la transgression, car il a souvent du mal à contenir le pulsionnel qui l'envahit encore. Dans les premières séances, il est inquiet de perdre sa place, mais oublie d'inscrire son arrivée. Très touché en S2 par le jeu d'un enfant ayant joué une naissance, un nourrisson en souffrance, il est impatient en S3 de proposer en TE une innovation pour la pièce, à laquelle il a pensé pendant la semaine. Une continuité d'existence semble se mettre en place avec cette capacité à mémoriser et anticiper. Il s'appuie sur la dynamique groupale en réutilisant le thème des passages de frontières (intérieur-souterrain/extérieur, vie/mort) dans les contes joués jusque-là et propose à son tour une scansion temporelle, avec un jeu de jour et de nuit (fermeture-ouverture des rideaux, jeux de lumière). Il invite cet enfant à jouer avec lui le rôle d'adultes, mais suit surtout ses improvisations à *« protéger les enfants* […] *portés dans les bras* […] *cachés dans une boîte à jeu* [et à faire] *fuir les monstres »*[1]. Des liens se tissent et, grâce à des identifications réelles et imaginaires, il ose aborder certaines angoisses et refigurer, par le détour de la fiction du conte, des éléments de sa propre histoire non symbolisés jusque-là. La différenciation des espaces (intérieur-extérieur), et des temps (jour-nuit) semble contenir son agitation et ouvrir à la création. En TP2, il confie sa fierté d'avoir initié le jeu de cette séance et développe des échanges autour de similitudes culturelles et questionnement sur l'adolescence. Il commence à pouvoir traiter des après-coups, se projeter dans l'avenir, et cela agit aussi sur son estime de lui. En S4, il commence à organiser son jeu en s'appuyant sur les ouvertures-fermetures de la scène et sur les scripts en coulisses. Il tient à rappeler au groupe les règles communes, les distances, les timings, comme pour les intégrer lui-même. Près du « *Livre groupal* », il suit la transcription et la lit à voix haute « *pour être moins tenté »,* dit-il, par l'agitation des autres. Pour participer au récit du vécu sur scène, pour se le remémorer, il demande que les autres le questionnent, mais, honteux de sa lenteur à répondre, abandonne rapidement. Ces nouvelles stratégies mises en place pour se recentrer, vers les autres ou les outils à disposition, utilisés comme des repères, témoigneraient d'une contenance interne qui tente de s'organiser. En S5, il s'agite à nouveau, oscillant entre deux options d'alliances, une structurante et une autre transgressive, dans une recherche de cohésion identitaire. La clochette, pause au jeu, lui permet de retrouver la trame du conte et se projeter vers une fin résolutive. Il participe davantage aux négociations en temps de narration, tentant d'exposer son point de vue, faire un récit de son vécu, même si l'articulation dans le texte commun nécessite la reformulation d'un autre enfant ou d'un thérapeute. En S6, son jeu s'adapte encore davantage aux autres et il ose se lancer dans l'écriture de la suite du conte initié en S5. En TP2, il se plaint, avec une voix affirmée, sans bégaiement, que sa proposition de fin de jeu n'ait pas été gardée par le groupe. Une parole claire advient ainsi autour d'un sentiment d'injustice, la peur d'être oublié, jamais verbalisés jusque-là. Dans le jeu, la différenciation des rôles des

---

[1] Extraits du texte de la S3.

personnages oblige à une précision d'énonciation des acteurs, pour les spectateurs, et rend l'adresse d'Ibrahim plus claire. L'immobilisation imposée par la scansion de la clochette a pu proposer un temps de recentrage et de hiérarchisation. Absent en S7 pour le retrait de son plâtre, il cherche sa place en S8, mais peut, dans la perspective du jeu, réutiliser de manière chronologique les différents espaces et outils mémorisés (propos du TP1, « *Livre groupal* », schéma narratif du conte à jouer). Malgré cela, dans la proximité avec les autres ou dans les mouvements d'accélération du jeu, il semble perdre le fil de l'histoire, l'excitation effaçant la frontière entre réalité et fiction. Dans ce conte traitant d'*un code à découvrir vite, dans des livres anciens pour échapper à la colère transformant un bibliothécaire en monstre*, sa propre peur d'échouer semble se confondre avec l'inquiétude de son personnage. L'issue fatale du conte semble envahir Ibrahim, qui ne contrôle plus son angoisse de ne pas réussir. La clochette l'aide à nouveau à retrouver son calme, son personnage et la trame du conte. Il préfèrera laisser un autre écrire l'histoire ce jour-là dans le livre groupal, nommant qu'il craint de mal faire. En TP2, il peut confier « je n'aime pas quand ça va trop vite, ça me stresse » et sa difficulté à gérer la pression à la réussite scolaire. Le TP2 est plus long cette séance et il participe activement aux questionnements du groupe autour des trucages, ce qui est de la fiction ou la vérité, la transmission des textes anciens, la religion. L'appartenance aux rites humains, l'intérêt pour l'invisible et l'arrière du décor, nous semble de bon augure pour une entrée dans le symbolique et l'obsessionalisation nécessaire aux apprentissages. À la dernière séance, même si Ibrahim s'agite dans le TP1 et colle à nouveau aux espaces de parole des autres, en TE, en coulisses, il reste attentif au script, puis apprécie la lecture du dernier conte qu'il suit attentivement des yeux. Le jeu qui suit est plus clair, moins dans l'urgence, avec des phrases mémorisées. La chronologie du jeu, du conte, des passages entre différents espaces a pu participer à une meilleure coordination des dialogues (moins corporels qu'au début de l'année), et dans les phrases (avec plus de conjonctions et de marqueurs temporels). La proximité avec les autres reste excitante. Il choisira pour clôturer ce dernier TE de l'année, de lire à voix haute, dans une grande fluidité, la lettre écrite par le groupe pour notre collègue en arrêt. Dans le TP2, il semble sidéré et triste, mais tient à dire distinctement de son année au groupe « *c'était bien* ». L'accueil de cette émotion et l'utilisation de l'imparfait semblent montrer une prise de conscience de l'irréversibilité du temps. Il reste très calme, dans un silence, respectueux de la place de parole de chacun. La séparation semble encore difficile : il part en courant sans ranger son étiquette, laissant sa pochette individuelle qu'il récupérera lors de l'entretien bilan. Nous y exposons « *qu'il respecte davantage les règles, s'applique sur le graphisme avec le sens de l'écriture plus stable, sur l'orthographe plus précise. Son récit oral est plus long, plus organisé, avec davantage de coordinations, propositions relatives, avec des marqueurs temporels sur les verbes. Ibrahim interroge le sens de mots inconnus* »[1]. Avec son prochain statut de collégien, il réclame plus d'autonomie, et ne désire pas s'inscrire dans un groupe l'année suivante. Nous apprenons qu'à l'école, il est « *plus respectueux des règles communes* »[2]. Sa mère dit qu'« *il est moins agité, sa lecture est de bon niveau maintenant* ». Le bilan orthophonique en octobre de sa sixième note qu» « *Ibrahim a normalisé les tests de lecture [...] la compréhension de consignes varie en fonction de l'attention et du lexique qui reste réduit. L'expression morphosyntaxique est chutée mais fluctuante* »[3].

Il continue ses consultations médicales au CMP où il incarne différemment sa parole, confie des problématiques plus personnelles, questionne maintenant son histoire familiale.

En conclusion, même si le groupe thérapeutique « Contes en scène » aurait pu bénéficier de séances supplémentaires, d'une analyse plus poussée des marqueurs temporels et des influences des cultures et histoires familiales, il a pu offrir un cadre suffisamment sécure pour remettre en mouvement des processus de symbolisation nécessaires à un langage oral et écrit élaboré. Le cadre temporel en particulier, allié aux médiations conte et théâtre, a permis une rencontre avec l'autre contenue et limitée,

[1] Notes de dossier.
[2] Propos de l'école via le bulletin scolaire.
[3] Compte-rendu du Centre Référent

avec les identifications, régressions, sublimations nécessaires à l'entrée dans la période de latence. Portés par des thérapeutes et un dispositif, malléables, les enfants avec une pathologie de la temporalité ont pu trouver une matrice au narratif dans la coordination des différentes enveloppes temps, espaces, conte joué, narré, écrit, lu, dans l'organisation des rythmes fond/forme, répétitions et discontinuités sur l'année. Ces allers-retours entre l'expérience corporelle, sensorielle et son récit articulé, écrit, mémorisé, suivis des après-coups en temps de parole, chaque semaine, dans un temps long, favoriseraient donc pour l'enfant le développement de sa propre fonction alpha et ses représentations temporelles. Cette orthophonie par le détour soutiendrait le développement de l'identité narrative donnant du sens à la combinatoire, à la rencontre auteur-lecteur, à la curiosité et donc aux apprentissages.

Bibliographie

Arbisio C. (1997), *L'enfant de la période de latence,* Paris : Dunod.

Baroni R. (2023), Des virtualités du monde de l'histoire à la mise en intrigue : une alternative au schéma narratif, Raconter des (une) histoires. Les mots de la narration , In *Pratiques Linguistique, littérature, didactique* 197-198. DOI : 10.4000/pratiques.12755

Bion W.R. (1979), *Aux sources de l'expérience*, Paris : PUF.

Brun A. (2013), *Le carnet psy* (n° 174), Toulouse : Érès.

Chassagny C. (1977), La pédagogie relationnelle du langage, Paris : PUF.

Campion P., Ricoeur P. (2003), *Temps et récit*, Paris: PUF.

Darrault-Harris, I. (2020), Vous avez dit « narrativité » ? in *Journal de la psychanalyse de l'enfant*, Vol. 10 (1), 225-259. DOI : 10.3917/jpe.019.0225.

Freud S. (1905), *Trois essais sur la théorie sexuelle*, Paris : Gallimard.

Gibello B. (1985), Troubles de l'intelligence , In *Bulletin de psychologie*, tome 38, n° 370. DOI : 10.3406/bupsy.1985.12698

Gibello B. (2013), *Pensée, mémoire, folie*, Paris : Odile Jacob.
Golse B. Missonier S. (2013), *Récit, Attachement et Psychanalyse, pour une clinique de la narrativité*, Toulouse : Érès.
Green A. (2000), *Le temps éclaté*, Paris : Les éditions de minuit.
Kaes R. (2004), *Contes et divans*, Paris : Dunod.
Kaës R. (2007), Du Moi-peau aux enveloppes psychiques. Genèse et développement d'un concept , In *Le Carnet PSY*, n° 117. DOI : 10.3917/lcp.117.0033
Puyuelo R. (2018), *Enfances défaites et créativité, récits psychanalytiques*, Paris : Editions in Press.
Sternis C. (1999), Paroles de terre, In *Art et Thérapie N° 66-67.*
Sternis C. (2023), *Traces, Médiations thérapeutiques/symbolisation, clinique de la forme et de l'éphémère*, Paris : Association Asphodèle-Les ateliers du pré.
Stitelmann J. (2017), *Le concept de cadre en Art-Thérapie*, Genève : Éditions du rebond.
Winnicott D. W. (1975/1996), *Jeu et réalité, l'espace potentiel*, Paris : Gallimard.
Winnicott D.W. (1969), L'angoisse associée à l'insécurité, cité par Houzel D. (2016), In *Journal de la psychanalyse de l'enfant*, vol 6, n° 1. DOI : 10.3917/jpe.011.0115

Des médiations thérapeutiques avec les adolescents

De la pratique photographique à la trace écrite
Un atelier photo (sténopé) — écriture[1]

Elen Geffroy[2]

En tant que psychologue travaillant dans un Programme de Réussite Éducative (PRE)[3] la majorité des jeunes que nous accompagnons est en difficulté scolaire et manifeste une fuite de toutes expériences d'apprentissage (attitude de retrait, agitation, troubles du comportement, etc.). Boimare (2005) nous dirait qu'ils sont empêchés de penser parce qu'ils ont peur. Mais qu'est-ce qui fait que ces jeunes soient empêchés de penser ? Pourquoi semblent-ils dans l'incapacité de développer, de mettre en mots une idée ? Nous apporterons ici des éléments de réponses. Dans un premier temps, nous aborderons l'émergence des premières traces psychiques où s'origine le désir et le plaisir d'apprendre au regard des différents processus de symbolisation mis en jeu. Nous comprendrons pourquoi les contraintes de la situation d'apprentissage peuvent, particulièrement à l'adolescence, perturber les assises narcissiques et être source d'angoisse. Nous nous pencherons sur les travaux de Tisseron (1996) qui considère la photographie comme « un instrument d'assimilation psychique » au travers des différents processus de symbolisation que cette pratique sollicite. Nous essaierons de voir plus précisément comment un atelier à médiations expressives photo-écriture, par le biais d'un sténopé, peut constituer une « fonction symbolisante » du fait de ses fonctions de contenance et de transformation. Nous terminerons par un cas clinique.

---

[1] Cet article est issu de mon mémoire théorico-clinique pour le certificat de formation d'« animateur-thérapeute d'atelier à médiations expressives Asphodèle » (Geffroy, 2015).

[2] Psychologue, animatrice thérapeute d'ateliers à médiations expressives travaillant auprès d'enfants en institution de soin et en établissement médico-social à Paris.

[3] Le PRE est un volet de la loi pour la cohésion sociale de 2005, c'est un dispositif de prévention qui vise à accompagner des enfants et adolescents ne bénéficiant pas d'un environnement social, culturel et/ou familial favorable à leur épanouissement.

Processus de symbolisation : du primaire au secondaire

À la naissance, le tout petit est immergé dans un monde de sensations. Toutes les expériences primitives qu'il vit ne sont pas totalement liées psychiquement et transformées en pensée. Segal explique que c'est à cette période que se manifeste le « premier niveau » de symbolisation qu'elle nomme *« équation symbolique »* c'est-à-dire *« une activité du Moi tentant d'élaborer les angoisses nées de la relation (...) avec l'objet »* (Segal cité par Sternis 1998). Ces activités présymboliques constituent l'émergence de *« traces mnésiques perceptives »* (Roussillon, 1999) où les formes signifiantes ne sont pas signifiées. Le petit enfant ne fait pas encore la distinction entre soi et ce qui l'entoure. Il vit dans l'*« illusion »* de sa *« toute puissance »* au travers d'une pensée magique entretenue par la *« préoccupation maternelle primaire »* (Winnicott, 1969). Celle-ci se caractérise par une disponibilité de la mère à répondre aux besoins de l'enfant, par ses fonctions de *« holding »* (la façon dont l'enfant est porté) et de *« handling »* (la manière dont il est manipulé, soigné) (Winnicott, 1969). Pour Klein (1978), cette période correspondrait aussi à la *« phase schizo-paranoïde »*[4] (de 0 à 4 mois). L'adulte sert de *« contenant de pensée »* (Bion, 1962) en apportant des réponses *« aux terreurs sans nom »* du petit (Ibid.). Les sensations confuses causées par la frustration et exprimées par l'enfant insatisfait sont appelées les *« éléments bêta »* (Ibid.). L'enfant expulse ces éléments d'excitation sur la mère par les mécanismes d'identification projective. La mère reçoit ses signaux de détresse, symbolise ces sensations insupportables et répond à l'enfant en lui restituant des *« éléments alpha »* (Ibid.) : éléments « détoxiqués », et assimilables pouvant être intériorisés. La transformation des *« éléments bêta »* en « éléments alpha » constitue *« la fonction alpha »* (Ibid.), fonction de symbolisation. L'enfant encouragé par sa mère et son environnement investit des relations avec un ou plusieurs objets. Les objets externes (jouets, doudou...), en

---

[4] La phase schizo-paranoïde est à distinguer de la phase précédente que nous pourrions appeler « fusionnelle ». Toutefois des travaux plus récents sur l'intersubjectivité requestionnent ces éléments théoriques (cf. Stern ou encore Trevarthen).

continuité avec son espace intime où les objets de son corps propre (pouce, pied…) constitueront un *« espace transitionnel »* (Winnicott, 1975) de jeu où toute créativité est possible. La présentation d'objets de suppléance en lien avec l'*« accordage affectif »* (Stern, 1989) qui devient *« suffisamment bon »* (Winnicott, 1975) amènera l'enfant (de 4 à 12 mois) à une phase de désillusion marquant son entrée dans la *« position dépressive »* (Klein, 1978). L'enfant prend alors conscience de la distinction entre la réalité intérieure et extérieure. L'*« angoisse de persécution »* laisse place à l'*« angoisse de perte »*. L'acceptation, la survivance à la séparation accompagnée d'expériences positives et sécurisantes favoriseront le développement de la *« fonction Alpha »* et d'une enveloppe psychique. Ainsi, l'accès au symbole marque le passage où le signifiant peut être signifié. Il devient « *une représentation de chose* ». Le passage de l'un vers l'autre est le fruit d'un travail psychique que Roussillon appelle *« le processus de symbolisation primaire »* (Roussillon, 1999) et suppose une certaine forme de temporalité. Le développement du *« jeu symbolique »* (Mahler, cité par Sternis, 1998), l'émergence de la trace, du langage oral et écrit, témoignent de l'évolution psychique d'un individu dans des formes plus secondarisées. Les prémices du langage ne peuvent exister qu'à partir de l'existence d'une matière déjà présymbolisée. De manière chronologique la symbolisation secondaire, comme son nom l'indique, succède à la symbolisation primaire. Roussillon l'a définie *« comme celle qui relie une représentation de chose à une représentation de mot, celle qui inscrit la représentation de chose dans l'appareil de langage »*.[5]

---

[5] Ce second temps de symbolisation marque aussi le passage vers un système préconscient/conscient.

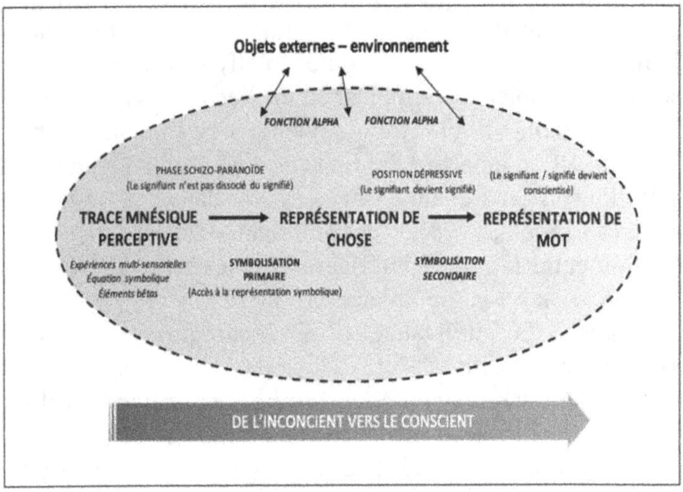

Les processus de symbolisation : schéma récapitulatif

Adolescence et difficultés d'apprentissage

Le début de l'adolescence est marqué par le passage de la « pensée concrète » à la « pensée réflexive ». Selon Catheline (2001), l'accès à la pensée réflexive correspond à la finalité même de l'adolescence, c'est-à-dire à la subjectivation, à la capacité à penser ses pensées. Le plaisir à utiliser cette capacité dépendrait de l'absence de conflits dans les remaniements psychiques qui se manifeste à cet âge. Elle ajoute que, pour cela, les assises narcissiques doivent être suffisamment solides afin de tolérer la remise en question des modes de pensées antérieurs. Des assises narcissiques mal ancrées, une mauvaise estime de soi poseraient un risque de blocage et de possible retard de la pensée réflexive. Les travaux de Youniss (in ibid.) ont montré aussi que les interactions sociales peuvent faciliter le développement des structures cognitives à cette période. La maîtrise de la notion de réciprocité et l'empathie sont renforcées par l'expérimentation vécue avec ses pairs. Gibello (in ibid.) explique par ailleurs qu'il est important de transmettre aux enfants des « contenants de pensée » par les traditions, les histoires culturelles et familiales afin qu'ils puissent s'y référer pour développer leurs propres pensées du monde. Ces *« métacognitions »* peuvent soutenir les investissements narcissiques. Selon lui, l'opinion que les individus ont de leurs capacités à apprendre influence les processus d'apprentissage ; et nombre de difficultés sont liées à des représentations défavorables des adolescents sensibles à l'attention d'autrui. Le regard qu'ils portent sur eux est réfléchi par celui de l'adulte et en premier lieu de leurs parents. De plus, l'entrée dans l'adolescence amène une traversée du doute où le passage du sentiment de toute-puissance au sentiment de désillusion, de la *« position schizo-paranoïde »* à la *« position dépressive »* (Klein, 1968), est rejoué et renforcé par *« le complexe d'Œdipe »*. Le rapport contenant/contenu est ravivé, surtout chez ceux qui vivent dans un environnement social et familial instable. Comme le tout petit qui s'appuyait sur sa sécurité interne construite au travers de l'*« accordage affectif »* (Stern, 1989), le sujet s'appuie ici sur ses *« bastions de sécurité »* (Blos in ibid.) fondés pendant la période de latence. Le renoncement à penser chez certains adolescents correspondrait à *« une angoisse de séparation »*, à une peur de la perte du lien parental. Les expériences d'apprentissage renforceraient, chez eux, cette difficile confrontation et rendraient problématique le passage vers une pensée individualisée.

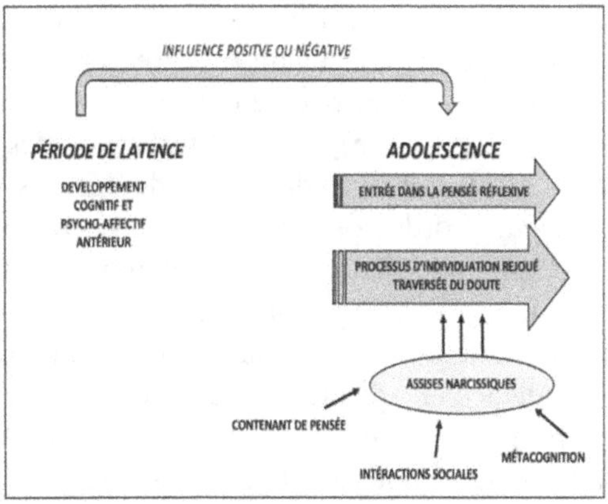

Développement psychique et remaniements psychiques à l'adolescence

Les phobiques du temps de suspension

Pour Boimare (2005), devant les contraintes de la situation d'apprentissage, certains adolescents ne pourraient accéder à la pensée réflexive au travers des processus de symbolisation. Il nous invite à comprendre *« l'organisation psychique singulière »* de ces enfants ainsi que les mécanismes actifs d'évitement de penser qui les maintiennent dans le registre de l'agir. En effet, les expériences d'apprentissage remettent en cause les assises narcissiques, et déstabilisent l'individu en réactivant des préoccupations identitaires. Ces préoccupations parasitent l'activité intellectuelle et peuvent se manifester par des expressions d'autodévalorisation *« souvent camouflées par des idées mégalomaniaques ou persécutives »* (Ibid.). Ces expressions reflètent une peur de morcellement, et de vide intérieur *qui amène « une fuite par tous les moyens devant le temps d'élaboration »* (Ibid.) sans observer de limite instrumentale. Boimare les appelle *« les phobiques du temps de suspension »* (Ibid.). Leur défense principale est d'inventer des stratégies pour court-circuiter ce temps du doute où il faut confronter son organisation aux contraintes des apprentissages. Ces stratégies se manifestent de trois manières différentes : une instabilité motrice (agitation, difficulté à se fixer sur une tâche ; ou au contraire inhibition, repli sur soi), un déficit des repères identitaires (méconnaissance de son histoire personnelle, de ses racines ; mais aussi de la maîtrise de la langue et des règles de la communication avec l'autre), une perturbation des stratégies cognitives (mémoire, concentration). Les deuxièmes sources de difficultés seraient d'ordre psychologique avec un vécu de la frustration excessif, une difficulté à trouver la bonne distance relationnelle et une utilisation toute particulière de la curiosité. Cette curiosité est dite primaire, du fait qu'elle est rattachée à des racines archaïques et dirigées vers des préoccupations personnelles primaires (souvent tournées vers des questions d'argent, de violence) motivées pour satisfaire une jouissance immédiate (non différées vers une curiosité plus secondaire). Pour aider ces jeunes dans leurs situations d'apprentissage, Boimare explique qu'il faut mettre à distance les parasitages émotionnels qui pervertissent les enchaînements et les liens entre les opérations mentales. Pour relancer les processus mis en jeu, il encourage les professionnels à utiliser des médiations culturelles qui doivent aborder les préoccupations des sujets, mais les figurer *« dans un registre symbolique, dans une métaphore qui les mettra en forme et les atténuera »* (2004).

Des ateliers à médiations photo (sténopé) — écriture

Le dispositif d'ateliers à médiations peut représenter une métaphore de la relation mère — enfant dans le fait qu'il tend à retravailler l'accès à l'individualisation du sujet. Le cadre est « contenant » au sens de « *portage* »[6] et de « *limitation* »[7] constituant un *« écran, au sens optique du terme », « une surface d'inscription »* (Sternis, 1997) et de réflexion. Son expérimentation est nécessaire pour pouvoir construire une pensée. Le dispositif proposé a une « fonction conteneur » (Ibid.) : sa capacité de contenance constitue un espace propice où peut s'engager un processus de transformation des contenus psychiques. Il a une « *fonction symbolisante* » (Roussillon, 1999) et créé un « *appareil à penser les pensées* » (Bion, 1964) comme le fut la mère pour son enfant. Les relations entre les éléments exprimés par les participants et ce que les intervenants leur renvoient constituent une « *fonction Alpha* » (Ibid.). L'atelier et l'utilisation des médiations par les animés peuvent renforcer des mouvements d'interactions sociales potentiellement supports de symbolisation. Concernant la photographie, Tisseron explique qu'elle est un instrument d'assimilation psychique du monde par les processus de symbolisation qui en découlent au niveau : sensori-affectivo-moteur, imagé et verbal. La pratique de la photographie (tenir l'appareil, cadrer, appuyer sur le déclencheur…), ses différentes composantes participe à l'opération de symbolisation. Elle est animée par le secret désir

---

[6] Nous faisons référence au *« holding »* de Winnicott qui instaure *« l'illusion partagée »*, dans laquelle le sujet est soutenu et accompagné dans son expérience en lien avec le cadre qui est posé.

[7] Nous faisons référence au « *setting* » de Winnicott, c'est-à-dire de l'ensemble de règles, qui du fait de la résistance aux attaques et de la prise de distance du sujet, va lui permettre la « désillusion » sans laquelle aucune réalité, aucune relation avec des objets animés, ni aucune pensée ne sont possibles.

de « créer » une image qui auparavant n'existait pas. Ce désir est un mouvement essentiel de l'acte photographique. Il s'accompagne d'angoisse face à l'incertitude : qu'est-ce qui sera révélé sur cette photo ? Le travail de symbolisation se prolonge ensuite dans chacune des opérations de développement. La confrontation à l'image créée nous met en quelque sorte face à cet écart entre ce que nous avons perçu (le signifiant) et ce qui nous est représenté sur l'image (le signifié). Photographier nous confronte à la perte, à la séparation et à la désillusion. C'est aussi une expérience intersubjective, le moment où l'image est regardée et éventuellement partagée aux autres, ajoute un mouvement de symbolisation secondaire. Le développement de la photo, et le travail qui découle de cette matière « pré- symbolisée » avec une proposition d'écriture, par exemple, ont une fonction de transformation. La trace écrite s'effectue à partir de processus de symbolisation secondaire s'appuyant sur une « représentation de chose ». Car, pour qu'elle s'imprègne de sens, pour que l'individuel accède au social, un mouvement de symbolisation doit s'opérer. C'est cette particularité qui fait de ce médium : *« un moyen puissant de soin et de re-dynamisation sociale »* (Sternis, 1998) comme lieu d'expérience entre le soi et les autres, entre le dedans et le dehors. Du fait de son caractère visuel, et de ce qu'elle expose, l'écriture convoque inévitablement les assises narcissiques de l'individu. Son propre regard sur lui-même à travers cette trace confronte, ici encore, le sujet de façon particulièrement aigüe à l'acceptation de la perte et de la séparation (Cotté, 1994).

Déroulement de l'atelier[8]

Cet atelier photo (sténopé) — écriture a été co-animé avec une collègue psychologue d'une structure associative. Les jeunes,

[8] Dans le cadre de la recherche effectuée des outils ont été mis en place : grilles d'observations remplies en post groupe avec sociogramme et entretiens semi-directifs effectués avant et après ce projet d'atelier avec des professionnels qui accompagnaient les adolescents (instituteurs, professeurs, référente de parcours du PRE, animateurs accompagnements à la scolarité). La synthèse des observations, les effets groupaux de l'atelier, et la validation des hypothèses ne seront pas développés ici.

orientés par l'équipe du PRE et le personnel d'un collège de la ville, devaient présenter des difficultés scolaires et manifester une fuite de toutes expériences d'apprentissage avec l'observation des stratégies explicitées par Boimare (cf. plus haut) : instabilité motrice, déficit des repères identitaires, perturbations des stratégies cognitives, vécu de la frustration excessive, curiosité primaire. Le groupe fut composé de 5 jeunes (deux filles/trois garçons) de 11 à 13 ans issus de quartiers et d'établissements scolaires différents. À visée de dynamisation sociale, cet atelier s'est déroulé une fois par semaine pour une durée totale de neuf séances. Deux salles ont été investies : une pour la tenue globale de l'atelier et une autre pour constituer le « labo photo ». Chaque atelier s'est structuré en différentes parties : rituel d'entrée, temps de parole introductif, temps de création, temps de parole de clôture (ou celles et ceux qui le souhaitaient pouvaient lire une partie ou la totalité de leur texte et/ou montrer leur photo). À chaque séance les participants étaient invités à prendre une photo avec leur propre appareil (sténopé[9] construit lors de la première séance). Cette prise de vue s'est suivie d'un moment de développement puis un temps d'écriture, avec des propositions, était présenté aux participants en lien avec l'image prise et développée[10].

Cas clinique : Jean « Foot, rap et Kalachnikov »

Éléments d'anamnèse et inscription de Jean dans l'atelier

Jean, âgé de 11 ans, est en CM2. Ses parents sont séparés et travaillent tous deux en tant qu'agents techniques. Dernier d'une fratrie de 3 enfants, son frère aîné vit à l'étranger. Sa sœur cadette est placée en foyer par l'Aide Sociale à l'Enfance à la suite de conflits familiaux. À

---

[9] Le sténopé est une boîte hermétique à la lumière, dont l'une des faces est percée d'un petit trou (qui constitue un objectif). Ce trou laisse passer la lumière qui pourra s'exposer sur la surface opposée. L'image inversée de la réalité extérieure vient s'y former. Ainsi, si un papier photo sensible y est placé, une image en négatif pourra être visible après développement.

[10] Les propositions d'écriture tendaient à être simples et ludiques, évoluant au fil des séances : allant de l'expression d'un simple titre à un court texte formulé à partir de mots glanés auprès de ses camarades (et à partir de l'observation de ces derniers de l'image prise).

l'école, Jean a suivi un parcours ordinaire, mais a toujours eu des résultats fragiles. Des difficultés scolaires sont repérées deux ans auparavant. Et depuis la rentrée, son comportement interpelle son instituteur : Jean ne travaille plus, il fuit la moindre contrainte. Sa vie à l'école est ponctuée de « crises » où il crie, insulte ses camarades, et les adultes qui interviennent. Jean est décrit comme étant curieux, en demande d'attention. Il aime le sport notamment le foot. Sa mère s'inquiète de son entrée au collège et semble désemparée. Dès l'inscription, Jean se montre désireux de participer à l'atelier. Il investit les temps de parole où il pose des questions, s'exprime sur son expérience photographique (ce qu'il voulait prendre, ce qui est apparu), mais peu sur son expérience d'écriture. Dès le début, il cherche à être en relation avec les autres. Souvent pressé, il déplace son sténopé, cherche des points de vue et se décide rapidement sur ce qu'il souhaite faire. Dans le « labo photo », il veut passer en premier pour développer son image. Le temps d'écriture suscite différentes réactions chez lui : il prend la parole pour parler de choses diverses, s'agite sur sa chaise. Ses productions sont accompagnées de références au foot, au rap et au quartier dans lequel il vit. Il les dessine ou les écrit. Ce marquage est particulièrement visible dans une séance où la proposition d'écriture demandait de se distancier un peu de l'image représentée afin d'imaginer quelque chose d'autre. Ces références sont reprises en titre à la séance d'après, dans laquelle Jean semblait être bloqué devant sa photo. En l'accompagnant légèrement, son texte viendra : « C'est un monsieur qui tire sur quelqu'un ! ». Cette phrase s'accompagne de kalachnikovs dessinées qui sont en train de tirer. Ce jour-là, il souhaite lire son texte pour la seule et unique fois. Les temps d'écriture s'accompagnent de fous rires, de tentatives de négociation sur l'heure de fin de l'atelier.

Remarques concernant Jean

Le procédé photographique invite à la surprise en affectant le sujet. Cet effet de surprise fut proportionnel au désir projeté sur l'objet et se manifesta par un profond mécontentement ou un plaisir expansif selon l'évocation du verdict : photo réussie ou ratée. L'image fabriquée a constitué un fort support narcissique pour chacun des jeunes et notamment pour Jean. Le passage vers l'écriture pourtant moins investi par l'adolescent s'est révélé primordial, l'image représentée lui sert d'appui pour élaborer et effectuer un mouvement de symbolisation : une marque noire circulaire devient la trace d'une arme à feu… Proposer un temps d'écriture puis un temps de parole après l'expérience du développement permet de travailler au travers de processus secondaires sur l'aspect irréversible de l'image obtenue en indiquant un chemin des possibles. Un cadre bienveillant, une attention individuelle permettent de contrebalancer cette confusion entre soi et l'image obtenue, surtout quand l'écart entre leur fantasme et la réalité amenait déception. L'utilisation de l'écriture (du dessin pour certains) et de la parole amène Jean à ne pas rester sidéré face à l'expérience de la perte, à la confrontation du « pas pareil » vécu dans le « labo photo ». À toutes les séances, il encadre avec un traceur ses photos, encadre ses titres, appuie sur ses traceurs. Ces éléments peuvent manifester un besoin de contrôle ou de contenance du jeune garçon face à l'angoisse de perte et de séparation. Ce dispositif à médiation constitue un espace transitionnel. Pour ces adolescents souvent dans l'agir, l'immédiateté et le pulsionnel, cet espace amène la notion d'un différé. Eux qui parfois zappent, consomment, sont souvent là sans y être vraiment. Brun parle d'« absent à soi-même » (in Landoeuer, 2014). Aussi, nous ne pouvons que voir l'intérêt de proposer un lieu assurant une permanence, et dans lequel ils peuvent exister. Cet atelier dans sa dimension temporelle permet de « nouer le pulsionnel au langage » (Ibid.), de traiter l'un avec l'autre, et inversement. Au détour de ce projet, nous apprendrons auprès de son professeur que Jean a souhaité faire un exposé en classe pour expliciter le procédé photographique. Cette situation témoigne du désir du jeune garçon à transformer quelque chose en une forme similaire, mais communicable à l'autre. Elle illustre en elle-même une expérience d'apprentissage dans un mouvement intersubjectif. Nous observons aussi la nécessité pour lui de faire du lien entre l'intérieur et l'extérieur de l'atelier, avec par exemple le marquage d'éléments extérieurs qui lui sont familiers (référence au rap, foot, quartier) pendant l'atelier ; les évocations auprès de sa référente PRÉ de ce qu'il fait dans celui-ci. Ces mouvements montrent l'importance qu'il accorde au regard de l'autre dans l'étayage de ses assises narcissiques. D'après les professionnels qui accompagnaient Jean, une amélioration des relations avec les autres est observable chez lui. Parallèlement à l'atelier, un accompagnement plus structuré pour Jean s'est mis en place avec ses parents et partenaires concernés. Le regard, la posture, et l'intérêt porté par nous-mêmes au sein de l'atelier et par les autres adultes à l'extérieur semblent avoir renforcé chez Jean une image plus positive de lui-même et de ses capacités.

Conclusion

Un atelier à médiations photo (sténopé) — écriture nous paraît pertinent pour travailler les processus de symbolisation et, indirectement, les difficultés d'apprentissage auprès de jeunes adolescents en *« mal d'apprendre ».* L'acte photographique permet de fabriquer une image, de se confronter à ce qu'elle révèle dans ses facettes les plus étranges. Y poser une empreinte par son regard, une trace par des mots écrits ou dits, permet ce mouvement d'un signifiant vers un signifié. Ce passage engage un processus temporel, un temps de l'après-coup qui permet de se distancier de la perte de l'objet premier, en la métaphorisant. Pour qu'un atelier ait une fonction « conteneur », le dispositif doit assurer une contenance (des affects, des mouvements du groupe, des effets de surprise…) qui soutiendra un travail de symbolisation. Être dans une posture « *suffisamment bonne* », laisser une place à la rencontre, favoriserait ce que Bion appelle la *« commensalité ».* Face aux enjeux que soulèvent les difficultés des apprentissages à l'adolescence, et aux réponses parfois parcellaires données, allier l'affectif, le cognitif et le social, sans statuer d'une primauté de l'un sur l'autre, nous permet de nous approcher de la complexité des processus mis en jeu et de penser des alternatives créatives dans un cadre institutionnel qui doit prendre soin de l'autre dans son sentiment d'existence.

Bibliographie

Bion W. — R. (1962). Aux sources de l'expérience. Paris : PUF.
Bion W.-R (1964). Théorie de la pensée. Revue française de psychanalyse. XXVIII, I.
Boimare S. (2004). L'enfant et la peur d'apprendre. Paris : Dunod,
Boimare S. (2005). Peur d'apprendre et échec scolaire. Enfance et Psy, n° 28.
Catheline N. (2001). Quand penser devient douloureux. Intérêt du travail thérapeutique de groupe en institution et avec médiateur dans la pathologie du jeune. La psychiatrie de l'enfant. Paris, PUF.
Cotté G. (1994). Écriture et séparation. Neuropsychiatrie de l'Enfance, n° 8-9.
Geffroy E. (2015). De la pratique photographique à la trace écrite : un atelier photo (sténopé) — écriture auprès d'adolescents en difficulté d'apprentissage. (Mémoire théorico-clinique pour le certificat de formation d'animateur-thérapeute d'atelier à médiations expressives, Asphodèle, Paris.)
Klein M. (1978). Envie et gratitude. Paris : Gallimard.
Landoeuer F. (2014). Socrate dans la cité. Semeïon éditions. DVD.
Roussillon R. (1999). Agonie, clivage et symbolisation. Paris : Broché.
Sternis C. (1997). Le cadre et le fantasme. Ateliers psychothérapeutiques à médiations. Cahiers de l'Art Cru.
Sternis C. (1998). Du manque au mot : écriture et symbolisme (la chair et la lettre). Les Cahiers de l'art cru (« Écriture créative »).
Tisseron S. (1996). Le mystère de la chambre jaune. Photographie et inconscient. Paris : Flammarion.
Winnicott D.W. (1969). De la pédiatrie à la psychanalyse. Paris : Payot.
Winnicott D.W. (1975). Jeu et réalité (l'espace potentiel). Paris : Gallimard.

Médiation équine auprès d'adolescents délinquants : de la mimésis à l'introjection

Alix Deswaziere[1], Magali Ravit[2]

Le placement pénal en foyer d'hébergement collectif engage l'adolescent dans un parcours éducatif et de soin, instances qui constituent « un décor dans lequel devra se déployer la relation » (Constant, 2022). Si l'articulation médico-légale et sociale est le sol porteur institutionnel, le cadre relationnel est toujours à construire pour ces adolescents qui semblent parfois enferrés dans des logiques de destructivité. En effet, les problématiques singulières de ces jeunes en regard de leurs fragilités narcissiques-identitaires induisent des modalités de lien conflictuelles, nourries par une tension parfois exacerbée dont les professionnels peuvent être la cible. Le maillage institutionnel, construit sur le triptyque justice/éducation/soin, place l'institution au cœur des liens, ce qui tend parfois à renforcer les vécus d'emprise de ces adolescents vis-à-vis des cadres institués et envers la figure de l'adulte porteuse d'une certaine normativité. Comment donc mobiliser ces jeunes en difficulté dans ces institutions ambiguës aux multiples facettes ? Quelles modalités transférentielles sont sollicitées dans la rencontre avec le professionnel en appui sur ce maillage institutionnel ? Plus encore : comment « périphériser » la rencontre pour que celle-ci ne soit pas vécue comme un appareil d'emprise, et par là même relancer un plaisir de fonctionnement (Chagnon, Houssier, 2012) ? Il s'agirait alors d'effectuer un pas de côté pour que ce dispositif d'accueil puisse proposer une fonction d'inter-contenance (Ciavaldini, 2001) qui permette de sécuriser

[1] Doctorante en psychopathologie et psychologie clinique.Université Lumière Lyon 2. CRPPC.Psychologue clinicienne. Mail : alix.deswaziere@univ-lyon2.fr

[2] Magali RAVIT Professeure en psychopathologie et psychologie clinique.
Université Lumière Lyon 2. Directrice du CRPPC.
Expert près de la Cour d'Appel de Lyon.
Mail : magali.ravit@wanadoo.fr

l'accompagnement. Dans ce sens, l'investissement de ce nouvel espace socio-thérapeutique constitue un premier pas pour soutenir les processus de résistance.

C'est dans cette perspective qu'a vu le jour mon projet de thèse en psychopathologie et psychologie clinique. Ma recherche doctorale, débutée en 2023, s'appuie sur une pratique clinique auprès d'adolescents judiciarisés, placés dans une Unité Éducative d'Hébergement Collectif (UEHC) de la Protection Judiciaire de la Jeunesse (PJJ). Ces adolescents, souvent décrits comme violents et/ou difficiles, se trouvent dans des situations de rupture, qu'elle soit sociale, familiale ou scolaire. Une matinée par semaine, nous accompagnons ces adolescents, en individuel ou en groupe, dans une association proposant des séances de médiation équine à des publics variés. La médiation de la rencontre à partir du cheval nous semble particulièrement pertinente puisqu'elle offre une possibilité de découverte et d'apprivoisement du lien selon des modalités moins susceptibles de réactualiser des vécus d'emprise. Le potentiel thérapeutique du dispositif s'appuie plus librement sur l'instinctuel et les ressentis dans la relation (Lacotte, Roques, 2018). Dans cette association, partenaire de la Protection Judiciaire de la Jeunesse depuis une dizaine d'années, la pratique de la médiation est portée par son fondateur, un éducateur particulièrement sensible aux caractéristiques sensorielles, motrices et grégaires dont le cheval est dépositaire. Nous avons ainsi pu prendre place dans ce dispositif éducatif, l'équipe du foyer étant intéressée par la portée clinique offerte par la médiation équine, sans pouvoir réellement, de sa place, en interroger toute la complexité en regard des besoins psychiques des jeunes. C'est ainsi que cette recherche doctorale a été initiée et pensée sur une durée de trois ans. À partir de ce dispositif, nous souhaitons éclairer les spécificités du langage de l'acte et des comportements des adolescents, entendus comme adresses inconscientes, et comprendre leur valeur signifiante (Houssier, 2008). Penser les accordages sensori-moteurs nous apparaît particulièrement signifiant lorsque la prise en charge advient à l'adolescence, période dans laquelle certaines modalités de liens non édifiés selon un jeu possible entre le sujet et son environnement (Winnicott, 1956) sont remaniées et réactualisées.

Nous proposons d'interroger le jeu et les accordages observés lors d'une séance de groupe dans laquelle deux adolescents se prêtent au jeu de l'imitation et de l'apprivoisement. En termes anthropologiques, la *mimèsis* signifie « se faire semblable à une chose ou à un être humain, s'exprimer, figurer quelqu'un ou quelque chose » (Wulf, 1998). Cette référence anthropologique nous permet d'entrevoir les liens entre les observations de l'adolescent et un ensemble de données éthologiques, dans la mesure où nous sommes ici amenés à étudier des relations interspécifiques, des comportements instinctifs et des structures sociales. La notion de mimèsis a également été développée dans la psychanalyse des groupes, notamment par C. Neri (2011). En se référant à l'apparition du concept dans l'Antiquité, l'auteur évoque Aristote, qui considère sa valeur transformative et créative, ce qui ouvre de nouvelles perspectives : se situer au-delà de l'imitation comme reproduction d'une image totale (Ferrazzi, 2010). Notre observation de scènes de mimèsis propose une analyse des procédés d'attachement et des accordages mimo-gestuo-posturaux en les pensant comme transformateurs du langage du corps en langage de l'affect, et en permettant aux adolescents de « jouer pour le vrai » et « passer *par* l'acte de symbolisation » (Roussillon, 2000).

Méthodologie

Les rencontres au cœur du dispositif, ainsi que les entrevues informelles dans les couloirs du foyer, l'approche pluridisciplinaire rendue possible par les écrits des professionnels référents, tout comme les réunions de service, permettront d'éclairer nos observations des scènes de mimèsis dans la médiation équine pour chacun des deux adolescents présentés. Nous privilégierons toutefois les éléments observés dans le hic et nunc de la médiation — à l'image de ce que les adolescents livrent de leur monde interne à travers l'acte davantage que par le langage verbal. Voici quelques éléments descriptifs d'une séance type, avec toute sa dimension ritualisée. L'éducateur propose un temps de rencontre et de présentation. Il porte une attention particulière à décrire le mode de vie des chevaux et les enjeux éthologiques d'une vie à l'extérieur tout au long de l'année, avec des contacts sociaux permanents pour leur bien-être. Dans ces premiers temps de rencontre, il s'agit pour l'éducateur accompagnant[3] et moi-même de trouver le bon ajustement et le bon gradient de présence, oscillant entre la mise en place d'une proximité entre l'éducateur et l'adolescent, tout en ne se privant pas d'intervenir dans les échanges. La rencontre est suivie d'un temps de soins, dans lequel l'éducateur guide le jeune dans les différentes façons de s'occuper de l'animal, induisant ainsi de nombreuses scènes d'imitation. Ici, j'interviens autant dans la gestuelle et dans les soins que verbalement, au rythme de l'adolescent, en répondant à ses questions et en soutenant ses interactions avec le cheval. À partir du troisième temps, l'éducateur du foyer et moi-même nous plaçons dans une posture de retrait. L'éducateur de l'association et l'adolescent travaillent à pied autour du cheval tenu en longe, puis en « liberté » dans le manège. C'est ce temps à pied qui est le plus étendu au cours d'une séance. Le quatrième temps, bien plus court et non systématique, consiste à proposer au jeune de monter sur le dos du cheval. Nous observons donc que tous les comportements sont induits dans ces diverses étapes, mais l'objet de la recherche est moins l'analyse de l'inter-intentionnalité libre (A. Lorin de Reure, 2016) que celle de l'inter-relationnel et des constellations transférentielles à l'œuvre dans ces configurations d'imitation et de « faire ensemble » ritualisées.

Rencontres cliniques

Avant d'aller plus loin dans la présentation du dispositif, nous souhaitons présenter quelques éléments d'anamnèse de Léo et Bastien. Léo a 17 ans, il est placé au foyer depuis cinq mois. Son histoire familiale est marquée d'ambivalence : il ne reconnaît

---

[3] En plus de l'éducateur de l'association de médiation équine, nous accompagnons l'adolescent avec la présence systématique d'un éducateur ou d'une éducatrice de l'Unité éducative d'Hébergement Collectif.

plus sa mère depuis une hospitalisation lourde, les traitements la rendent « vide » et « sans énergie ». Il exprime une colère envers elle depuis qu'elle l'a mis « à la rue ». L'adolescent est plus tendre lorsqu'il évoque son père même si ce dernier n'est pas aussi présent qu'il le souhaiterait. D'ordinaire plutôt absent avec son fils et évitant le contact avec les éducateurs, c'est lors d'un épisode d'agression au couteau que Léo a subi en ville pendant une sortie autorisée que père et fils renouent et partagent davantage de temps ensemble, soudés par le goût de la vengeance. Depuis ce rapprochement, Léo est décrit comme plus souriant au foyer. Historiquement, il a commencé les fugues et les errances dans un contexte de conflits familiaux. Ses deux parents sont séparés et entretiennent des liens d'emprise paradoxaux avec leur fils. Léo entame son parcours délinquant en commettant des dizaines de cambriolages, en trafiquant de l'héroïne et de la cocaïne, et avoue plus récemment au commissariat avoir filmé une scène de viol. Le père, par son positionnement à l'égard du fils et son potentiel de vengeance, semble inscrit dans un fonctionnement « *tout autant délinquant, si ce n'est plus* » que son fils selon l'équipe. Les professionnels déplorent aujourd'hui que Léo ne s'investisse nulle part, « *il est dans le rien* », refuse toutes les activités ou les propositions d'insertion qui lui sont faites. Sa mobilisation dans l'activité de médiation équine se maintient toutefois régulièrement depuis le début de son placement.

Bastien a 15 ans, il est arrivé au foyer il y a trois mois. Son enfance est marquée par plusieurs formes de discontinuité, à commencer par sa naissance : dernier enfant d'une fratrie de trois, il est né prématurément, à sept mois et demi. Les parents ont rencontré des difficultés à venir le voir pendant les soins intensifs à l'hôpital. Cette naissance à forte empreinte traumatique semble résonner aujourd'hui encore : les parents de Bastien en parlent peu et se situent très à distance des émotions lorsqu'il s'agit d'évoquer cette période. Une difficulté à investir un enfant au regard de sa grande fragilité, et le risque massif de le perdre, semblent avoir ponctué ce désinvestissement. Plus tard, le travail des parents leur permet très peu de présence et les enfants connaîtront tôt une grande autonomie. C'est à cette période que les errances et la délinquance commencent pour

Bastien. Depuis le début de son placement en foyer éducatif à la suite de trafic de stupéfiants, il s'oppose à la recherche de stages ou d'insertion. Ses parents refusent qu'il rentre tant qu'il n'a pas réinvesti la sphère de l'insertion et qu'il ne respecte pas les règles. Un grand rejet de cet adolescent par ses parents est ressenti par l'équipe, en plus de nombreuses scènes de dénigrement dont les éducateurs sont parfois témoins.

Des initiations mimétiques…

Lors de cette séance, j'accompagne Léo et Bastien avec une éducatrice du foyer. À la rentrée, quelques semaines avant cette séance, je rencontre les deux adolescents qui ont déjà noué de forts liens de complicité. Lors des premiers instants avec Léo, l'image qui me vient et ne me quittera plus, est celle d'un enfant sauvage, un Robinson Crusoé espiègle, ses cheveux bouclés tutoyant ses yeux verts comme deux gemmes en relief sur son teint hâlé, ses lèvres pulpeuses dévoilant de grandes dents indisciplinées. Bastien est un tout petit homme si frêle que sa corpulence m'évoque immédiatement celle d'un enfant. Ses épaules sont basses, son teint blafard, et ses yeux se plongent dans le vide lorsqu'il se trouve hors des interactions. Ses rires sont brefs et s'évaporent aussitôt qu'ils sont expiés. Dans la voiture en direction de l'écurie, ainsi qu'au cœur même de la séance, j'observe ces deux adolescents que tout semble opposer se retrouver dans de nombreux centres d'intérêt, comme le rap et les provocations mutuelles à outrance. Jamais l'un ne vacille à la réception des attaques de l'autre, comme si un lien de connivence les rassemblait et leur offrait une sécurité relationnelle.

Après les présentations avec l'éducateur, les juments Dolly et Helfique sont attribuées respectivement à Léo et Bastien. Certaines mimiques gracieuses et délicates de Léo à l'égard des chevaux contrastent avec ses attitudes grossières d'enfant sauvage quand il s'adresse aux humains. D'ordinaire dans un évitement du regard, c'est avec une insistance silencieuse qu'il se plonge dans l'œil de la jument. Les chevaux, comme beaucoup d'herbivores et de proies, ont une disposition oculaire latérale qui semble procéder d'une modulation de l'emprise chez cet adolescent, mettant volontiers en scène certains aspects de son rapport au corps, ses inspections tactiles se répétant sur les flancs de l'animal, sa croupe, son poitrail… Dans le manège, après les rencontres adolescent-cheval en longe, puis les premiers jeux en liberté, l'éducateur divise l'espace en deux pour que chacun des adolescents puisse évoluer en liberté, à pied, sans interférences physiques entre équidés. J'observe l'éducateur s'impliquer, avec cette minutie constante, à guider les adolescents dans l'apprivoisement de leur cheval. Il les invite à l'imitation dans le rôle de « leader sans fil », virevoltant, piétinant, courant, lançant, en feignant les gestes parfois, ou les réalisant d'autres, dans des chorégraphies codifiées se répétant d'une séance à l'autre, et les chevaux de répondre en miroir à ce qui leur est adressé. Léo et Bastien découvrent en eux des capacités de communication jamais soupçonnées : leurs sourires quasi permanents témoignent d'une fierté liée à l'efficience de leurs adresses mimo-gestuo-posturales et des réponses adéquates des équidés. La solidité du positionnement de l'éducateur dans ce dispositif leur permet de se saisir de l'intersubjectivité avec l'adulte, comme rarement au foyer. Leur reprise des gestes de l'éducateur semble parfois tenir de « pensées magiques », ou d'une « magie imitative » (Freud, 1913) et procède de leur admiration à l'égard de leurs propres réussites de communication. Un émerveillement semble tenir d'un balayage de leurs croyances initiales, fondées sur les connaissances qu'ils avaient du lien à l'animal, souvent sous le signe de la domination.

… Aux leviers anthropomorphiques

Lorsque l'éducateur propose à Léo d'interagir en liberté avec Helfique, la jument attribuée à Bastien depuis le début de la séance, l'adolescent s'offusque au premier échec d'accordage : « *Mais avec elle, on n'est pas connectés !* ». Il imite l'éducateur et tente de faire venir la jument à lui en s'abaissant comme lors d'une révérence, tendant ses deux bras devant lui, au niveau de son bassin. Déçu, il constate l'équidé immobile et désintéressé et affiche une mine découragée. Il semblerait que certaines modalités spécifiques de la mimèsis opèrent. Le travail de l'imaginaire et du fantasme se réalise sur un mode halluciné grâce à ce retour à l'instinctif et à des modalités primitives dans les interactions motrices. En effet, l'échec de communication avec une jument « nouvelle » est immédiatement projeté dans la représentation d'un désinvestissement, en lien avec un objet vécu comme étranger. Un fantasme de fusion, traduit par le sentiment d'être « *connectés* », relèverait alors d'une succession d'accordages entre adresses et réponses adaptées de l'objet. Dans une nouvelle configuration groupale, il semble plus difficile d'investir, car le risque est d'être rejeté, y compris par l'animal. À l'inverse, la répétition de la communication efficiente induite par la ritualisation des séances et des rencontres à pied, plutôt que l'exhaustivité d'expériences (et de la monte à cheval) au sein d'une même séance, semble permettre aux adolescents de travailler la rythmicité interne, les chaînes associatives et la (re) découverte de soi dans la relation.

L'éducateur soutient constamment les interactions, en empruntant parfois des expressions anthropomorphiques pour rendre intelligible son interprétation des états affectifs d'une jument. Par exemple, la phrase « *Elle a un peu une tête de râleuse là* ! » semble amener les adolescents à ajuster leurs mouvements avec une attention plus soutenue, en s'identifiant aux comportements et expressions de l'animal. Quand Bastien imite l'éducateur lorsqu'il déploie ses bras pour faire reculer le cheval, j'ai l'image d'un petit aiglon qui se balance fébrilement d'une patte sur l'autre, ouvrant son envergure encore duveteuse dans une tentative d'intimidation inefficace. Plus tard, l'aide artificielle de la cravache que l'éducateur lui confie s'avère plus efficiente. Bastien adresse un geste manifestement trop virulent et acharné envers l'animal qui se retourne et exprime une mise en garde en dirigeant sa croupe vers lui. L'éducateur reprend auprès de Bastien, exempt d'une dimension rétorsive, mais en traduisant ce que de tels gestes font vivre au cheval. Bastien comprend et adoucit sa gestuelle en observant davantage les effets des échanges sensori-moteurs dans les interactions. Les accordages sensori-moteurs efficients pourraient être considérés comme relatifs à une « bonne communication avec l'environnement » (Winnicott, 1956) avec toutes les modalités d'une expérience de jeu et de plaisir. Selon C. Neri (2011), dans la mimèsis induite par le jeu, l'enfant incarne les propriétés spécifiques de ce qu'il imite, ce qui lui offre des sentiments d'admiration et d'étonnement, conjugués à une identification à l'objet. Dans le jeu en présence des chevaux, on entrevoit les prémices d'une introjection pulsionnelle à partir de « l'inquiétante familiarité » : l'adolescent se « familiarise avec cette chose à travers le jeu, le fantasme » (Hachet, 2001), contournant l'emprise par une collaboration intersubjective guidée par la relation éducative. Il éprouve un premier étonnement, une fascination à l'égard de ses propres capacités d'adresse et de réceptivité. Les jeux font monter une tension pulsionnelle, et le miroir des états internes incarné par les réponses de la triade cheval-éducateur(s) — thérapeute semblent en restituer une forme introjectable (Roussillon, 2011). Par là même, un écart semble se créer au niveau de l'idéal du Moi, historiquement fragilisé et marqué par l'échec de compromis identificatoires (Aulagnier, 2003).

Pendant la séance, l'éducatrice et moi-même restons principalement en retrait aux abords du manège, et Bastien nous lance des regards furtifs, la tête basse, ses sourcils masquant la direction de ses yeux, surtout lorsqu'il interagit seul avec son cheval, à la suite d'une série d'accordages satisfaisants. Ses coups d'œil sont si brefs et les quelques mètres qui nous séparent sont suffisants pour que je doute de mes perceptions, comme s'il était honteux que nous le voyions chercher notre regard. Lors des temps d'interactions entre chaque adolescent et son cheval respectif, je remarque l'importance de partager mes regards entre l'un et l'autre, afin qu'ils disposent tous deux de l'attention la plus équitable. Dans les temps « quasi-télépathiques », ou perçus comme tels, dans lesquels le rôle de « leader sans fil » est parfaitement incarné par les adolescents, le lien avec le cheval semble leur offrir un sentiment de toute-puissance, vécu dans le groupe, les scènes de croisements de regards multidirectionnels étant nombreuses. Diffracter les regards et évoluer en groupe semble permettre « une redistribution de la toute-puissance, ce qui produit un moment de plaisir et de liberté. » (Ravit, 2008.)

La mimèsis dans ce dispositif semble vectoriser une revalorisation narcissique, voire une toute-puissance vécue groupalement dans le lien à l'animal. Toutefois, le langage sensori-moteur et les mimiques de fierté chez les adolescents expriment des réalités différentes de leur appréciation verbalisée de l'activité. En fin de séance, ils déclament, narquois, que « *le cheval, ça ne sert à rien, mais c'est toujours mieux que de rouiller au foyer* ». Tout se passe comme si une censure de leur accès au registre du plaisir sur un mode passif œuvrait en permanence, tant par les regards dissimulés que par ces dénégations itératives. À nouveau, la menace que représente l'investissement du lien au risque du rejet apparaît comme fondamentale dans la problématique de ces adolescents.

Opérateurs de la mimèsis anthropo-équine

L'observation de la mimèsis et des corps en mouvement est caractéristique de notre étude, notamment liée à « la reconnaissance du corps et des gestes dans la représentation et la production sociale » (Ossman, 1998). Revenir aux sources de l'imitation en passant par des pratiques engageant tout le corps, notamment par la sensorialité et la recherche d'un état quasi instinctuel de la communication avec un être vivant dénué de parole, semble proposer à l'adolescent un retour aux origines instinctives de la socialité. Nous observons ainsi que ce retour à un registre primitif de communication, dans la façon de guider et de se laisser guider grâce au soutien d'éducateurs et de cliniciens, permet de passer d'une imitation commune à toutes les espèces, à une mimèsis active et réflexive, introduisant une dynamique identificatoire. À partir des procédés d'imitation en appui sur un « corps réel comme modèle pour tenter de produire une image venant en place d'un idéal » (Ferrazzi, 2010), nous pouvons repenser la question de la différenciation entre la reproduction et la représentation dans les accordages sensori-moteurs, entre « utiliser l'objet » ou « penser l'objet », au regard des instances idéales et de leurs enjeux à l'adolescence. D'autres concepts nous sont apparus comme paradigmatiques de la médiation équine auprès des jeunes dits violents et/ou difficiles, comme la dimension mythique du cheval, la métapsychologie des ambiances, l'homosociabilité originaire, ou encore les enjeux de la pensée animique à l'adolescence, mais ceux-ci feront l'objet d'écrits ultérieurs.

Bibliographie

Aulagnier P. (2003). Se construire un passé, Exposé théorique, *Adolescence* 2015/4 T. 33, GREUPP.

Ciavaldini, A. (2001). La famille de l'agresseur sexuel Conditions du suivi thérapeutique en cas d'obligation de soins. *Le Divan familial*, N° 6, 25-34.

Chagnon, J. et Houssier, F. (2012). L'illusoire attente de la demande. *Adolescence*, T. 30 n° 4.

Constant, H. (2022). De l'intérêt des médiations éducatives auprès des adolescents placés en UEHC. *Les Cahiers Dynamiques*, 2022/2 N° 80. pp. 114-120.

Ferrazzi, M. (2010). L'imitation, une impasse de l'identification. *Analyse Freudienne*. Presse, n° 17 (1), 11-23.

Freud S. (1913), Totem et tabou. Paris, Payot, 1947.

Hachet, P. (2001). Les mythes individuels et les mythes familiaux à la lueur de la théorie de l'introjection selon Nicolas Abraham et Maria Torok. *Dialogue*, No. 151 (1), 112–119.

Houssier, F. (2008). Transgression et recours à l'acte à l'adolescence : une forme agie d'appel à l'objet. *Annales Médico-Psychologiques*, 166 : 711-716.

Lacotte, M. et Roques, M. (2018). À'dos de cheval : délinquance juvénile et médiation équine L'équithérapie comme médiation thérapeutique auprès d'adolescents délinquants. *Psychothérapies*, Vol. 38, 105-117.

Lorin de Reure, A. (2016). Interactions libres entre enfant autiste et animal (poney et dauphin). Thèse de doctorat de psychopathologie et psychologie clinique, dir. par Pr. R. Roussillon, soutenue le 10 octobre 2016 à Université Lumière Lyon 2

Neri, C. (2011). Le groupe : Manuel de psychanalyse de groupe. Érès.

Ossman, S. (1998) Mimesis. Hermès, *La Revue*, n° 22 (1), 9-15.

Ravit, M. (2008). Construire sa peine : temporalité et travail psychique en prison, dans un groupe « Photolangage » *Bulletin de psychologie*, *Numéro* 493, 63-70.
Roussillon, R. (2000). Les enjeux de la symbolisation, *Adolescence, Monographie ISAP.*
Roussillon, R. (2011). Le concept du maternel primaire. *Revue française de psychanalyse*, Vol. 75 (5), 1497-1504.
Winnicott, D-W. (1956). La tendance antisociale, dans Winnicott, D. W., *De la pédiatrie à la psychanalyse*, Paris, Payot, 1969.

« Don't tell it, show it » : YouTube comme support au travail pubertaire en médiation thérapeutique groupale avec des adolescents.

Aurore Caffier[1], Marion Haza-Pery[2]

Le dispositif thérapeutique présenté ici entre dans le cadre d'un travail de thèse visant à étudier les enjeux psychiques (pulsionnels, identitaire, symboliques) liés à l'utilisation de YouTube comme objet de médiation thérapeutique groupal avec des enfants et adolescents. Nous évoquons en particulier deux groupes, proposés pendant 2 ans, auprès de jeunes adolescents accompagnés en MECS (Maison d'Enfants à Caractère Social) et en hôpital de jour. Le critère d'inclusion pour l'intégration des jeunes dans le groupe est l'intérêt personnel pour les vidéos présentes sur la plateforme YouTube. Nous pensons qu'à partir de deux patients, cet outil peut favoriser une dynamique interactionnelle et la constitution d'un espace symbolique partagé, tiercéisé par la vidéo.
Les moyens techniques nécessaires à la mise en place de cette médiation sont faibles comparativement à d'autres médiations numériques. Il suffit ici d'un ordinateur (dont la taille de l'écran peut varier), d'une bonne connexion Internet et d'un compte YouTube permettant au groupe de s'abonner à des chaînes, de retrouver les vidéos des séances précédentes et de laisser des commentaires ou des appréciations. Ce compte sert à proposer un espace virtuel commun au groupe et une trace des vidéos visionnées.

Dans ce dispositif, jeunes patients et co-animateurs (en binôme psychologue/éducateur spécialisé ou psychologue/infirmier) visionnent ensemble des vidéos issus de la plateforme. Contrairement à d'autres médiations vidéo[3], il n'y a pas de

---

[1] Aurore Caffier, psychologue clinicienne, doctorante PCPP, université Paris Cité.
[2] Marion Haza-Pery, psychologue clinicienne, directrice de recherche, membre associée PCPP, université Paris Cité.
[3] Le vidéo-psyclip (Afflalo, 1986), usage de la vidéo en hôpital de jours enfants (Lavallée, 2010), le vidéodrame (Guénoun, Tiberghien, Vaillant-Juteau, 2022).

production en séance, ni d'effet *feedback* réactualisant l'image de soi. Il n'y a pas non plus de thématique venant orienter le choix des vidéos, ni de psycho dramatisation a posteriori, bien qu'un tel dispositif pourrait être à explorer. La sélection de vidéo est envisagée à la manière d'une association libre, pour qu'elle puisse résonner avec les processus internes du sujet. Cependant, quelques règles délimitent le cadre des propositions autorisées. Premièrement, des règles techniques liées au fonctionnement du groupe (répartition du temps de visionnage, limite maximale de 10 minutes par vidéo, avec la possibilité de reprendre une vidéo, de cumuler des vidéos courtes, de faire des pauses, de revenir en arrière ou d'interrompre le visionnage). Deuxièmement, des règles concernant le contenu manifeste qui pourrait choquer les autres patients (le contenu sexuel ou violent est limité). Il apparaît que l'intégration de cette dernière règle par les différents groupes se fait à la lumière d'une appropriation subjective groupale. L'« appareil psychique groupal » (Kaës, 1993), élaboré à partir des différentes psychés en présence, produit une traduction puis une application propre du cadre thérapeutique. Bien que la règle posée soit initialement la même, chaque groupe a pu se l'approprier de façon singulière. Cette dynamique est favorisée par nos attitudes en tant que co-animateurs qui, tout en étant garants du cadre thérapeutique, du respect des règles et du non-jugement, offrent la possibilité aux participants de se l'approprier. Nous soutenons les échanges entre les membres et l'expression du vécu subjectif par des questionnements, en verbalisant des impressions vécues au visionnage, en mettant des pauses. Après chaque vidéo, il s'agit de favoriser l'échange verbal : qu'avez-vous pensé de la vidéo ? Qu'est-ce qui vous a plu ou déplu ? Qu'avez-vous ressenti ? Cette vidéo vous fait-elle penser à une autre vidéo ? Par cette dernière question, nous encourageons l'association à travers le médium, tout en interrogeant les réactions observées chez les patients, en décrivant ce que nous percevons à l'écran et en reformulant les émotions suscitées par le visionnage, celles des patients ou les nôtres. Cette dynamique favorise le jeu associatif et a pour objectif d'encourager le partage des ressentis tout en mobilisant un vécu d'éprouvés partagés. Cela intègre la fonction double subjectivante du thérapeute (Jung, 2023) où les vécus identitaires clivés des patients sont partagés avec le clinicien, qui en devient un représentant double, mais différent par son altérité. En effet, lors du visionnage, les vécus sensoriels traversent à la fois le patient et le thérapeute, et ce dernier en verbalisant ses ressentis aide le patient à explorer son propre vécu émotionnel et affectif en réponse à la vidéo. Dans cette perspective, l'objectif est d'accueillir ces objets potentiellement investis psychiquement et de s'appuyer sur les vidéos pour favoriser le déploiement de l'activité psychique et groupale.

Réveil de l'archaïque et dévoilement des « scènes culturelles pubertaires » (Haza, 2020) : regard et parole comme opérateurs des nouveaux investissements pulsionnel

Catherine Zittoun (2024) dans son article sur le couple influenceur/follower explore la dimension pulsionnelle du voir dans les mondes numériques. L'influenceur donne à voir, et le spectateur voit et choisit d'être vu (par les likes, commentaires ou ce qu'il expose de lui-même). Elle établit un lien avec la scène primitive, « voir sans être vu, comme on observe la scène primitive » (Zittoun, 2024, p. 66). Ceci s'inscrit dans une réflexion sur le rôle de l'œil dans l'appropriation de la sexualité à la puberté : il fonctionne comme un intermédiaire de la sexualité, c'est-à-dire un moyen de l'approcher tout en la maintenant à distance. Freud (1905), considère la puberté comme un temps de « maturation de l'objet regard » et souligne que « lorsque les pulsions partielles de la sexualité se manifestent, elles préfèrent la forme passive » (Freud, 1905, p. 160). Le regard joue donc un rôle de réceptivité sensorielle et permet au sujet de s'approcher de l'objet du désir tout en le maintenant à distance. Tourné vers l'extérieur, il devient un outil pour aider le sujet à se construire et à se dégager des investissements parentaux et détient un rôle dans la construction de l'identité sexuelle. Marion Haza (2020) souligne ce rôle important du regard et du couple regarder/être regardé dans le processus adolescent, faisant référence aux « scènes pubertaires » de Gutton (1991) où les modifications psychiques et corporelles induites par la puberté amènent le sujet à transformer la scène primitive originaire.

L'investissement de la dimension sensorielle du regard est surmobilisé lorsque le sujet se trouve face à YouTube, Michaël Stora (2017) souligne cette surmobilisation du regard en qualifiant YouTube de « plateforme de sublimation », avec une mise en scène possible de fantasmes adolescents en surinvestissant la sensorialité visuelle[4]. Lors de nos groupes thérapeutiques, nous avons constaté que dans certains cas, l'usage de la parole était explicitement remis en question. Les jeunes cherchent à regarder le plus de vidéos possible, comme s'ils tentaient de se remplir oralement et visuellement d'images. Envahis par des thématiques archaïques réactualisées par le pubertaire, ils peuvent privilégier une multiplication des visionnages, répétant inlassablement des vidéos aux thématiques proches et reléguant au second plan le travail de la parole et du groupe. « *Si on parle, on perd du temps* », nous disent-ils à plusieurs reprises.

Dans d'autres cas, la parole semble accompagner le vécu des images et remet au travail des expériences traumatiques, rencontrées ou non à travers l'écran. Le visionnage en groupe aide à reprendre ce vécu en l'accompagnant de mots, par une mise en sens progressive qui signe un accès à la symbolisation de l'expérience. Cependant, ce travail de transformation ne se limite pas aux mots, il opère également par la réactivation des sensations corporelles et par des formes d'expressions non verbales (mouvements de sursaut, postures, attitudes…). Ces manifestations témoignent de la mise en œuvre du travail psychique lors du visionnage, où les sensations sont réactivées dans le groupe, vécues individuellement, parfois synchronisées avec d'autres membres ou, au contraire, révélatrices de l'altérité des expériences de chacun. Cela renvoie à la reviviscence des expériences archaïques, opérant sous la forme d'un « retour hallucinatoire de perception » (Brun, 2022, p. 29), conduit par le contact sensoriel avec l'objet de médiation et permettant par la mobilisation des expériences infantiles, d'obtenir un accès singulier aux expériences archaïques et leur mise au travail. Les vidéos possèdent des caractéristiques proches d'un médium

[4] Bien d'autres sens y sont aussi mobilisés conjointement au regard.

malléable de René Roussillon (1999), à savoir un caractère indestructible (elles résistent symboliquement aux attaques psychiques qui viseraient à détruire l'objet), une sensibilité aux modifications (les vidéos peuvent être mises sur pause, avancées, accélérées, ralenties, et leur son modifié), une transformabilité infinie (les utilisateurs disposent d'une diversité de contenus à investir psychiquement), une disponibilité inconditionnelle (elles peuvent être accessibles à tout moment) et enfin, un aspect animé (nouvelles vidéos, évolution du nombre de vue, abonnements, commentaires, partages, interprétations multiples, entre autres). Cette malléabilité permet aux reviviscences passées de cohabiter avec les perceptions de sens et les sensations, issues de l'expérience actuelle.

Face à de tels phénomènes, le positionnement du clinicien peut-être d'observer ce qui se répète afin de lui donner la possibilité de se dénouer, de se dire ou de se transformer. Ainsi, que peut-on entendre derrière une vidéo de streaming de jeux vidéo qui se répète ? Quels sont les éléments communs ou différents entre ces vidéos ? Qu'indiquent-ils des éléments psychiques encore non élaborés ? S'agit-il de chutes répétées, de la puissance ou de la tyrannie de certains personnages, de générer le plus de ressources possible ou est-ce une production issue d'un processus de sublimation du créateur de la vidéo ?

Avec la médiation « partage de vidéo sur YouTube », nous nous mettons à l'écoute de de la manière dont ces objets numériques se font objets culturels (Diet, 2010), dans le sens où ils vont permettre les transformations pulsionnelles et fantasmatiques tout en jouant un rôle dans la construction des liens intersubjectifs. Ce positionnement permet de considérer l'objet culturel adolescent, ici figuré par la vidéo YouTube, comme un élément actif du monde interne, qui se fait objet de relation entre les sujets. Cela rejoint la proposition faite de l'existence de « scènes culturelles pubertaires », liant le pubertaire et la culture et faisant de ces objets culturels adolescents des « objets intermédiaires soumis aux enjeux pubertaires et à la liaison complexe entre archaïque, infantile et génital, à partir de la sensorialité » (Haza, 2020, p. 205).

Don't tell it, show it: l'objet culturel comme représentant du processus de symbolisation dans le groupe à médiation

Illustrons maintenant cela à partir de séquences vécues au sein de nos groupes thérapeutiques. Dans le court-métrage produit par Marvel et Sony Pictures, « The spider Within : a spider-verse story », Miles Morales, alias Spider Man, rentre à son domicile, où il est accueilli chaleureusement par son père avant de se retirer dans sa chambre d'adolescent. Les remémorations de sa journée de super héros et les contraintes qu'il a pu rencontrer dans son quotidien de lycéen déclenchent une crise de panique pour le jeune adolescent, illustrée à l'écran par des hallucinations visuelles. Une ombre à son effigie, aux yeux jaunes perçants, l'entraîne dans un monde parallèle mêlant cauchemars et réalité. L'ombre se transforme en une araignée monstrueuse qui cherche à l'attaquer, puis en centaines d'araignées l'assaillant. Suite à cela, Miles Morales, désemparé, retourne vers son père afin de lui parler de ses préoccupations. Le court-métrage distribué essentiellement sur YouTube aborde de façon latente les questions de la santé mentale des adolescents. Les fonctions de l'image et de la créativité mises en œuvre par les producteurs offrent aux spectateurs des potentialités d'identification et de projection de leurs angoisses.

Cette vidéo que Dylan, 13 ans, propose à son groupe illustre bien la dynamique de l'adolescence avec d'un côté l'acquisition de nouvelles compétences et responsabilités, dans une identité en construction et marquée par un désir de s'émanciper des objets parentaux. De l'autre, elle montre l'envahissement possible par des tensions pubertaires, voire ici archaïques, dont les hallucinations se font les représentants psychiques.

Dans cet espace de médiation numérique, les adolescents peuvent explorer différentes facettes d'eux-mêmes, tout en se servant d'objets culturels pour exprimer ce qui leur est difficilement exprimable. L'objet culturel devient une matrice de transformation psychique, il peut se faire attracteur des fantasmes pubertaires et d'éléments pulsionnels archaïques dissimulés sous le prisme de la pulsion scopique. Il engage de fait un processus de virtualescence (Gozlan, 2013), en tant que modalité d'expression psychique contemporaine. L'objet, ici Miles Morales, devient ainsi porte-parole de souffrances singulières de l'adolescent.

Au visionnage du court-métrage, Vald, 13 ans, remarque immédiatement la représentation symbolique à l'écran : « *ah en fait, ça montre ses angoisses* ». Il analyse aussi la cinématographie présente dans la vidéo et nous dira préférer ce genre « *Don't tell it, show it* »[5]. Ce qu'il apprécie dans cette technique de film, c'est que ce qui est vécu par le personnage y est montré, imagé, mais pas verbalisé. Il exprime alors une dualité dans son rapport à l'image : il apprécie les représentations visuelles, mais n'aime pas les protagonistes qui exposent manifestement leur tristesse : « *j'aime pas les sad guys*[6] ». Pourtant, il sollicite à plusieurs reprises le visionnage de vidéos de Samuel, un personnage animé de la série Arte du même nom, appréciant le sentiment ambivalent que celui-ci lui renvoie : « *j'aime le détester* ». Son analyse de Miles Morales montre qu'il est possible pour lui d'effectuer une lecture des propositions vidéo, au-delà de l'image concrète. En ce sens, il exprime parfois être dérangé par le contenu latent ou manifeste à caractère sexuel qu'il perçoit dans les vidéos, notamment autour du jeu d'horreur *Fear of Hunger*[7], contenu qu'il demande à remettre au travail dans la sécurité que lui procure le groupe. La mise à distance émotionnelle opère ici tour à tour, par appui sur l'image et, quand cela est possible, en complémentarité avec la parole. Pourtant, regard ou parole peuvent aussi devenir angoissants, notamment lorsqu'ils sont trop proches de l'intime ou de la sexualité latente,

---

[5]Cette dénomination fait référence à la technique cinématographique « Show, don't tell », qui consiste à montrer au spectateur les éléments de la narration à travers l'atmosphère, les jeux de lumière ou l'ambiance générale, plutôt que de les exposer directement.

[6] « Sad guys », traduit comme « homme triste » renvoi à l'expression issu des cultures numériques « sad boy » faisant référence à un personnage masculin sensible, d'apparence triste et dépressive.

[7]Fear of Hunger est un jeu vidéo de type survival horror qui propose, dans un graphisme sombre et pixélisé, une aventure marquée par de nombreuses représentations cruelles et sexuelles.

ce qui souligne les enjeux, parfois ambivalents, du traitement des nouveaux défis psychiques adolescents.

La vidéo ici peut réactiver des conflits non résolus tout en offrant un espace pour externaliser et symboliser ces éprouvés psychiques encore à l'état brut. La pulsion scopique, dans ce contexte, va pouvoir être investie pour symboliser les éléments psychiques nouveaux. Toutefois, le visionnage ou la parole peuvent également prendre des fonctions défensives face aux angoisses suscitées par la sexualité génitale réveillée par le pubertaire. Vald illustre bien comment le couple regard/parole peut être utilisé par le sujet adolescent pour maintenir à distance ce corps pulsionnel et pour se protéger d'une sexualité non symbolisée.

Mouvements de dégagement de la scène pubertaire à travers la médiation

Ces résistances face à l'intériorité apparaissent régulièrement dans nos deux groupes. Par exemple, quand Jenny, 14 ans, seule fille de son groupe, propose dès les premières séances une séquence vidéo autour d'un récit amoureux adolescent. Marc, 14 ans également, souffle ostensiblement et se cache les yeux. À la vue de ces réactions, je lui demande « *Qu'est-ce qui se passe Marc ? Cette vidéo te fait réagir ?* ». Mon rôle est ici de soutenir l'élaboration et la verbalisation. Il ne s'agit pas de définir ce qui est bien ou non, mais de favoriser l'expression subjective de l'adolescent. Ainsi, Marc finit par exprimer : « *J'aime pas. Ils disent ce qu'ils ont à l'intérieur (...) on sait tout ce qu'ils pensent* ». Cette remarque désigne la difficulté qu'il éprouve à tolérer la verbalisation de parts d'intimité. Ce mouvement de dévoilement semble être intrusif ou menaçant.

Au fil des séances, les propositions de Jenny provoquent des réactions de rejet du même type chez d'autres garçons du groupe. Ils expriment leur inconfort par des mimiques de dégoût, s'éloignant du cercle, ou commentant : « *c'est dégueulasse* », ou encore « *pas tes vidéos d'amour là* », « *ça m'intéresse pas les histoires d'amour, c'est un coup à finir déprimé* ». Ces réactions traduisent des défenses face à l'émergence de thématiques liées aux pulsions sexuelles ainsi que la difficulté à se projeter dans une sexualité acceptable et à tolérer l'expression de l'intimité.

Plus tard, Jenny propose des vidéos dans lesquelles un Youtubeur, vêtu d'une soutane de prêtre, révèle les confessions envoyées par ses spectateurs. Il les commente brièvement, parfois associé d'effets de montages formant des transitions humoristiques. Au cœur de ces vidéos, on retrouve l'évocation de pratiques sexuelles déviantes, des agressions, des conduites à risques et un grand nombre de confessions autour de relations incestueuses. La première fois qu'elle propose ces vidéos, je lui demande : « *pourquoi est-ce que les gens lui envoient ces confessions ?* ». Elle répond « *je sais pas, peut-être pour se rassurer, pour se dire qu'ils sont normaux* ». Sans surprise, Marc réagit : « *moi j'aime pas, je trouve ça bizarre que les gens disent des secrets comme ça à un prêtre, que ce soit mis sur Internet* ». Quelques mois plus tard, lorsque Jenny repropose ces vidéos, on constate une évolution. Les patients semblent plus préparés à les accueillir, non pas radicalement, mais comme une réalité culturelle plus large. Marc déclare : « *les trucs avec l'inceste, pour moi c'est le pire* » ; Dylan : « *les trucs entre cousins, ça arrive souvent quand même. Dans certaines cultures…* ». Emmanuel acquiesce : « *oui, c'est vrai* » ; Jenny répond « *moi ça me choque pas, ça arrive* ». Mis à part Marc qui condamne l'inceste, les autres adolescents du groupe viennent ici en réfuter son tabou. Ils le banalisent, l'expliquent culturellement, cherchent à se dissocier émotionnellement des résurgences inconscientes que ces vidéos provoquent. Cela interroge sur la dimension de l'incestuel, décrit par Racamier (1995), qui peut être présent au sein de leurs climats familiaux respectifs, dimension pouvant expliquer l'absence d'un interdit fondamental au sujet de l'inceste.

Durant cette séquence clinique, je me suis demandé : comment me positionner face à de telles paroles ? Faut-il marquer fermement la loi et risquer de clore l'échange ? Ou, au contraire, faut-il leur laisser la possibilité d'élaborer leur propre rapport à cet interdit ?

La médiation « partage de vidéo sur YouTube » : un outil de symbolisation des enjeux pubertaires.

La posture prise par le clinicien au sein de ces ateliers ne consiste pas à imposer une pensée extérieure, mais à accompagner les adolescents dans la symbolisation subjective de leurs expériences. Il s'agit, en s'appuyant sur la fonction tierce du clinicien, d'accueillir et de contenir les fantasmes inconscients qui circulent. Les vidéos jouent ici un rôle essentiel, offrant un espace de mise en scène et de projection où la conflictualité psychique peut se déployer et être travaillée. Il s'agit, dans une posture d'aller-vers, de soutenir la symbolisation et l'appropriation subjective du contenu. Ainsi, autrement que par l'expérience de verbalisation, le dispositif permet d'éprouver collectivement les sensations éveillées au contact de la médiation, dans un cadre contenant et sécurisant. L'expérience groupale soutient alors un travail de symbolisation qui passe autant par l'expression que par la confrontation aux affects partagés, favorisant une intégration plus profonde des enjeux psychiques en jeu.

Que ce soit pour Vald, Marc ou les autres adolescents, nous sommes face à des manifestations du pubertaire : il apparaît en filigrane des discours, dans le rejet des images exposant l'intériorité émotionnelle et dans le rejet de la thématique de l'amour génital, tous deux vécus comme menaçants et intrusifs. Ainsi, via YouTube, il est possible de parler de fantasmes archaïques, de cannibalisme, de dévoration, tout autant que de fantasmes œdipiens. Le rejet de l'homosexualité, le parricide, l'inceste, la question des origines font partie des sujets qui ont été évoqués à travers la médiation. Les vidéos sont explorées comme moyens d'expression des scènes pubertaires qui ne sont pas encore élaborées. On oscille entre des positions exhibitionnistes, cherchant à provoquer des réactions (dégoût, choc, amusement) et des moments de retrait, propres au fonctionnement adolescent. Chaque proposition de vidéo peut réveiller des parts refoulées chez soi ou chez les autres et la frontière entre ce qui est transgressif ou non peut être négociée et expérimentée, au regard du cadre et de la loi sociale portée par le groupe.

Bibliographie :

Brun, A. (2022). L'archaïque et la médiation. *Revue de psychothérapie psychanalytique de groupe*, 79, 19-31. DOI : 10.3917/rppg.079.0019.

Diet, E. (2010). L'objet culturel et ses fonctions médiatrices. *Connexions*, n° 93 (1), 39-59. DOI : /10.3917/cnx.093.0039.

Freud, S. (1905). *Trois Essais sur la théorie sexuelle* (2018). Paris : PUF.

Haza, M. (2020). *Pubertaire dans la culture*. Adologiques. Laval : P.U.L.

Gozlan A. (2013). Enjeux psychiques des réseaux sociaux chez les adolescents : une métapsychologie de la virtualescence. (Doctorat de psychologie, Paris 7) En ligne : http://www.theses.fr/2013PA070088.

Gutton, P. (1991). *Le pubertaire* (2013). Paris : PUF.

Jung, J. (2023). Clinique des dispositifs « aux limites ». Co-construction et subjectivation. *L'Évolution psychiatrique*, 88 (1). DOI : 10.1016/j.evopsy.2022.11.006.

Kaës R. (1993). *Le Groupe et le sujet du groupe* (2000). Paris : Dunod.

Racamier P.-C. (1995), *L'inceste et l'incestuel*, Paris : Les Éditions du Collège.

Roussillon, R. (1999). *Agonie, clivage et symbolisation* (2012). Paris : PUF.

Stora, M. (2017). Automédiation ou créativité sur YouTube et Snapchat. In: Huerre et Costantino (dir.), *Médiations numériques et prise en charge des adolescents* (p. 74-78). Cachan : Lavoisier.

Zittoun C. (2024). Du néolibéralisme à la pornographie : les influenceurs, un marché de dupes ? In: *Nouvelle Revue de l'Enfance et de l'Adolescence numéro 10, Prévention/création, novembre 2024*. Paris : l'Harmattan.

Une médiation mixte « jeu vidéo et écriture » : entre narrativité et symbolisation

Elisa Ribeiro Meirelles, Marion Haza-Pery[1]

Bien que les médiations par l'écriture et par le jeu vidéo soient déjà bien théorisées et cliniquement pertinentes en elles-mêmes, leur association au sein d'un même dispositif a été motivée par trois facteurs : notre contexte (la protection de l'enfance), notre public (les adolescents) et notre cadre (le groupe). Cette combinaison constitue une extension du dispositif conçu par Braverman & Cosseron (2019), auquel nous avons ajouté un fil conducteur permettant de relier les séances entre elles : un carnet de voyage dans lequel le groupe écrit les évènements de chaque séance. Cette approche a connu un nouvel essor lorsque nous l'avons intégrée à une recherche doctorale menée auprès d'un public issu de la protection de l'enfance, soulignant ainsi l'importance de la narrativité dans ce contexte.

Des temps rythmés et un cadre circulaire

Commençons par présenter le dispositif que nous analysons. Mis en place dans une MECS (Maison d'Enfants à Caractère Social), les jeunes qui y participent ont entre 12 et 15 ans et leurs contextes éducatifs sont variés : certains sont placés, d'autres bénéficient de services externalisés de soutien familial. Cette clinique est principalement marquée par des troubles de l'attachement, des agirs et des traumatismes.

Nous utilisons le jeu vidéo *The Legend of Zelda : Breath of the Wild* (Fujibayashi, 2017), un parcours initiatique sous la forme d'un conte. L'aventure débute avec une voix qui réveille un garçon, Link, notre avatar, en lui annonçant que, malgré sa perte

---

[1] Elisa Ribeiro Meirelles, doctorante, psychologue clinicienne ; Marion Haza-Pery, HDR, psychologue clinicienne

de mémoire, il est le seul espoir pour sauver le royaume d'Hyrule, dévasté par un grand méchant. Il s'agit d'un jeu en monde ouvert, offrant au joueur une grande liberté d'exploration. Chaque séance dure de 1 h 30 à 2 h 30, en fonction du nombre de participants (entre 2 et 6). Ces ateliers se déroulent par cycles, chacun comprenant 6 à 8 séances. Le groupe peut être amené à se recomposer partiellement d'un cycle à l'autre. Un binôme composé d'une psychologue et d'un éducateur ou éducatrice encadre les séances, qui sont structurées en plusieurs étapes — lecture, jeu, discussion et écriture — dans une dynamique circulaire d'une séance à l'autre.

Ainsi, sauf pour la première séance, où nous expliquons le fonctionnement et les règles du groupe, chaque session débute par un « rituel d'ouverture », qui consiste en une prise de parole et la lecture du carnet de voyage (récit de la séance précédente et toute autre page que les participants souhaitent partager). Ensuite vient la « phase de jeu », où les jeunes peuvent tour à tour prendre la manette. Cette phase est suivie d'un temps de « discussion », portant sur les actions réalisées dans le jeu et sur les échanges au sein du groupe. Puis lors du moment « écriture », l'un des adolescents, en collaboration avec le groupe, consigne ces discussions dans le carnet de voyage. Enfin, le « rituel de fermeture » permet d'élaborer des stratégies et de fixer des objectifs pour la séance suivante.

Pour poursuivre, nous allons montrer, à partir de la clinique, l'intérêt du carnet dans le dispositif. Duris (2018) a constaté que, dans la clinique de l'autisme, la narration, lorsqu'elle se combine à l'attention conjointe — aspect clef de la médiation numérique — permet aux patients d'améliorer la capacité à ordonner des évènements pour en faire une narration. Nous avons identifié que des mécanismes et effets similaires se produisent aussi dans notre contexte. Comme nous le verrons, le carnet de voyage devient un allié de la médiation numérique, en contribuant à la fois à la narration et à la symbolisation des enjeux des séances.

Le carnet comme allié de la narration

Illustrons notre démarche avec deux comptes-rendus de la même séance, en milieu de cycle (séance 5). D'abord, nous verrons le déroulement de cette séance, puis nous lirons sa narration, écrite par le groupe dans le carnet de voyage. La séance débute avec la lecture du carnet, qui se réfère à la séance précédente (numéro 4) :

> « *[...] on a eu faim pendant toute la journée et [...] on n'a pas bien joué. Mais on a réussi deux sanctuaires et nous avons gagné deux emblèmes du triomphe. On s'attendait quand même à plus de cadeaux après tout cet effort ! On a tout explosé en sortant, car on était vraiment frustrés [...] On s'est cachés dans la forêt et nous avons [...] rencontré le vieil homme. Il était satisfait et nous a donné sa paravoile. Il nous a raconté l'histoire du royaume d'Hyrule. [...] Il nous a conseillé d'aller voir Impa [...] dans le village Cocorico. [...] Pour la prochaine séance : voler avec la paravoile, découvrir les ingrédients de la recette pour remercier le vieil homme et aller parler avec une vieille dame [...]* ».

Au long de la séance 5, nous constatons que le groupe commence en suivant partiellement ces orientations : ils ont utilisé la paravoile, mais ont oublié de chercher les ingrédients de la recette. Après quelques instants de vol, le personnage est tombé par terre épuisé, malgré les avertissements de certains jeunes à propos de la jauge d'énergie. Le groupe a été mis en difficulté dans un sanctuaire difficile du jeu, mais après une pause pour y réfléchir, ils ont fini par réussir l'épreuve. Ensuite, ils se sont désorientés et l'éducateur leur a rappelé la mission. Lors de la discussion, ils se sont montrés très motivés et ont avancé de nombreuses hypothèses.

Maintenant, voyons ensemble la fonction narrative du carnet de voyage, qui se révèle par la rédaction de la séance 5 :

> « *[...]* ***Ligne 1*** *: On a volé avec la paravoile.* ***L2*** *: C'était super, mais on s'est perdu parce que nous n'avions pas de*

> *carte de là où nous sommes tombés [...] de la paravoile.* ***L3*** *: On a fait un sanctuaire, qui était difficile, on a dû essayer ++ de fois.* ***L4*** *: On a renoncé, mais on a recommencé et nous avons trouvé la solution.* ***L5*** *: [...] On ne savait pas trop où aller, mais on a vu le point jaune et on est allé au village Cocorico.* ***L6*** *: [...] On a trouvé un cheval, mais on n'a pas pu l'enregistrer.* ***L7*** *: Avec le cheval on est arrivé chez Impa.* ***L8*** *: En fait, nous sommes un soldat d'Hyrule, mais on ne se rappelle pas.* ***L9*** *: Elle nous aidera à nous rappeler qui nous sommes [...]* ».

Le récit fictif du carnet de voyage, écrit de manière collaborative, vient en support au partage de ce qui a été co-acté et co-regardé à l'écran par les joueurs. Ce texte est élaboré à partir des échanges oraux : lors de la discussion et de l'écriture, le groupe remémore les faits (L1, L3, L7), les émotions (L2, L4) et les raisons et décisions (L5, L9) liées aux actions. Ainsi, par les biais des *supports narratifs* (Haza, 2019), nos récits dramatisent, dans la réalité hors de l'écran, l'aventure qui est menée dans l'écran : le groupe n'est pas seulement un groupe de jeunes en médiation vidéoludique, mais aussi un groupe d'aventuriers qui explorent un univers inconnu et qui racontent leurs péripéties.

Le carnet comme allié de la symbolisation

Le carnet de voyage a aussi une fonction de symbolisation. Une autre scène clinique du même groupe révèle que cet objet vient aider à mettre en œuvre les pratiques *dialogiques et contractuelles* (Petruzzellis & Jacobs, 2024) du jeu vidéo et permet ainsi d'écrire une loi groupale. Ces pratiques sont *dialogiques,* car le jeu vidéo y devient un support de dialogue et *contractuelles,* car les négociations autour de ce médium facilitent, à l'aide du carnet de voyage, l'appropriation du cadre.

Lors de la séance 1, les échanges pendant le temps de jeu ont révélé la frustration de certains face aux décisions et aux actions d'un autre joueur. Cependant, pendant le temps de discussion, rien de problématique n'est souligné par le groupe, même si ces faits ont été notés sur le carnet. Lors de la séance 2, après la lecture du carnet, les échanges se sont montrés toujours vifs à propos de ce qui doit être fait ou pas dans le jeu, et comment le faire. Cependant, pendant le temps de discussion, les jeunes réalisent que pendant cette séance « *personne s'est écouté* », « *on parlait en criant tous en même temps* » et « *on n'a pas vraiment collaboré ensemble comme avant* ». Ils décident donc d'écrire sur le carnet la règle suivante : « *pour la prochaine fois, il faudrait apprendre à être bienveillant dans la façon dont on se dirige la parole et respecter les choix de celui qui a la manette en main* ».

Ces mots ont été lus à voix haute par la psychologue lors du rituel d'ouverture de la séance 3. Ensuite, pendant cette séance, quelques réactions et signes de frustration font surface. L'éducateur intervient une fois. Quelques minutes plus tard, un des jeunes exprime sa frustration quand un autre jeune décide de ne pas construire un pont nécessaire pour avancer. À ce moment, un troisième jeune se montre aussi impatient, mais cette fois avec le joueur qui avait levé la voix : « *non, mais là franchement, calme-toi ! On a dit qu'on se respectait, qu'on s'écoutait ! On a écrit là sur le carnet la règle !* ». Ensuite, une quatrième ajoute : « *sinon on est hors la loi comme nos parents, si on est là c'est parce qu'ils font n'importe quoi, nous on doit être différents d'eux, on se respecte !* ».

Dans cet exemple, la dernière jeune agit comme une metteuse en scène qui rappelle ce qui est attendu par le groupe : se différencier de leurs parents. En effet, l'adolescent a besoin de se différencier des figures parentales et de maîtriser les liens (Jeammet, 2001) : à la suite de cette intervention, le groupe a repris le jeu, le premier joueur a finalement décidé de construire le pont avec l'aide du joueur « frustré », et a reçu la reconnaissance du groupe quand il a réussi. En soulignant la circularité entre l'élaboration et la remémoration des séances, l'écriture se révèle ainsi un allié de la séance de jeu vidéo en soutenant la symbolisation des actes dans le jeu et en les élaborant par une narration groupale. En ce sens, cette médiation fait écho aux travaux de Ricœur (1983) sur le récit en tant que représentation verbale de l'action qui concrétise également une démarche de réengagement dans l'action.

Suite à ces exemples issus des séances de médiations, essayons de comprendre ce qui se joue dans les groupes. À partir de la relance des processus de narration et symbolisation, l'association de l'écriture et du jeu vidéo se révèle pertinente pour l'émergence d'un travail d'élaboration collective. Notamment, le carnet de voyage, ajouté aux dispositifs maintenant plus classiques de médiation avec le jeu vidéo, étaye l'émergence et la négociation de règles, favorisant ainsi la prise de conscience des enjeux relationnels.

Le carnet de voyage : association du récit et de l'écriture au jeu vidéo

Le jeu vidéo que nous utilisons donne un sens et des raisons de jouer (découvrir notre origine, sauver le royaume, etc.) instaurant ainsi un espace cohérent, avec des limites et des continuités, dans la vie des jeunes dont les histoires familiales sont souvent incohérentes et instables. Cet espace amène les joueurs à s'inscrire dans une narration qui revisite les conflits familiaux, offrant une répétition symbolique où le passé familial est réinterprété : « *sinon on est hors la loi comme nos parents, si on est là c'est parce qu'ils font n'importe quoi, nous on doit être différents d'eux, on se respecte !* » En effet, l'engagement et le sentiment d'immersion favorisent l'hybridation momentanée des réalités interne et externe (Gillet & Jung, 2019). Par exemple, le jeu vidéo permet aux joueurs de devenir à la fois personnages et narrateurs d'un récit qui leur appartient partiellement. Certaines voies dépendent de leurs choix (décider de prendre le cheval, de construire un pont ou de terminer le sanctuaire) tandis que d'autres sont imposées par la structure du jeu (la rencontre avec la dame Impa, la perte de mémoire initiale, la négociation avec le vieil homme). Or, si la littérature montre que la médiation par le jeu vidéo travaille déjà les enjeux de narrativité et de symbolisation, en quoi l'association de l'écriture à la médiation numérique constitue-t-elle une plus-value clinique ?

Historiquement, un *carnet de voyage* est un outil de narration et de mémoire, utilisé par les explorateurs, artistes et écrivains pour documenter leurs parcours — étant à la fois un espace d'observation, de subjectivité et de reconstruction d'un vécu (Argod, 2009). Dans l'atelier, l'usage du carnet de voyage, à l'image des récits des voyageurs, permet aux adolescents de donner une forme et un sens à leur expérience du jeu et du groupe. Il devient ainsi un support de mémoire collective et un outil de transmission, essentiel pour ces jeunes souvent confrontés au besoin de résilience et reconstruction. Par exemple, nous avons vu que parfois les jeunes sont en difficulté dans le jeu : *« On a fait un sanctuaire, qui était difficile, on a dû essayer ++ de fois »*. Or, quand ils prennent leur temps pour en discuter puis se relancent dans l'action, ils font l'expérience qu'un recommencement est possible et que l'autre n'est pas toujours menaçant : « *On a renoncé, mais on a recommencé et nous avons trouvé la solution* ». Le récit créatif approfondit cette expérience en permettant aux jeunes de travailler et vivre la résilience, au moment de l'écriture des évènements et des décisions : « *Avec le cheval on est arrivé chez Impa. En fait, nous sommes un soldat d'Hyrule, mais on ne se rappelle pas. Elle nous aidera à nous rappeler qui nous sommes (...)* ».

Lorsque le carnet est lu pendant le rituel d'ouverture pour récapituler la séance précédente, il témoigne d'une interaction circulaire entre l'action et sa représentation narrative. Si, comme l'explique Ricœur (1983), le temps raconté permet de s'approprier et de rendre partageable le temps vécu, ce carnet devient une métaphore de ce que l'auteur identifie comme un *lieu d'expérience du temps* : avec le carnet, le présent s'élargit au passé de la séance antérieure, tout en étant également orienté vers l'avenir immédiat de la séance qui débute.

Cette articulation entre jeu et récit favorise le sentiment que, malgré les péripéties, la vie, comme le souligne Winnicott (1978), vaut la peine d'être vécue. Rappelons qu'à l'adolescence, l'angoisse inhibe la pensée et l'excitation la désorganise, appelant ainsi un travail qui prolonge l'espace transitionnel (Winnicott, 1971). Par ailleurs, Tisseron (2014) insiste depuis longtemps sur la complémentarité entre la culture des écrans et celle des livres. L'association des moments de jeu et de discussion avec des moments de lecture et d'écriture permet notamment de travailler ce que l'auteur appelle la cohabitation entre la pensée linéaire et chronologique et la pensée circulaire et spatialisée : les actions d'une séance auront des répercussions sur la séance suivante. Enfin, si l'écriture prend appui sur les scènes du jeu, elle les inspire et les influence également, créant ainsi une dynamique où un objet médiateur vient en support de l'autre. Cette circularité entre symbolisation et narration constitue un aspect fondamental de notre démarche.

Un travail de contextualisation et d'élaboration collective

Les adolescents qui participent au dispositif viennent souvent voir la psychologue de la MECS, car « *ils n'aiment pas ce qu'ils font* » ou « *parce qu'ils n'aiment pas être comme ça* ». Comme l'expression de ces types de sentiments liés à l'agir révèle une demande de sortir d'une panne de la sublimation, d'échapper aux répétitions et de renouveler des symboles (Gutton, 2011), nous proposons cette association entre deux médiations dans le but de relancer à la fois la symbolisation et la narration.

Rappelons que, dans la clinique du traumatisme, l'élaboration des faits contribue à restaurer la fonction de représentation, notamment dans sa dimension métaphorique (Grubrich-Simitis, 1984), dont la potentialité sublimatoire est essentielle à l'adolescence, mais souvent mise à mal par les processus pubertaires (Gutton, 2011). Dans notre cas, à cela s'ajoutent les souffrances liées à la négligence ou à la maltraitance. Les adolescents que nous accueillons proviennent très souvent de familles dysfonctionnelles, marquées par une confusion des places et des générations, la parentification, des enjeux incestueux et incestuels, des non-dits, des fabulations, des mensonges et, surtout, des carences en empathie et en mentalisation. Travailler les fonctions narratives de l'appareil psychique en élaborant des récits valorisant la contextualisation et l'imagination est donc essentiel.

Nous vérifions que les allers-retours entre réalités hybrides sont nécessaires à la métaphorisation : la lecture du carnet rappelle les séances précédentes, tandis que le moment de jeu introduit des éléments de réalité externe à travers des actions et des décisions, qui seront ensuite contextualisées lors de la discussion, avant d'être ré-élaborées au cours de la phase d'écriture. Ce processus s'inscrit dans la perspective de Roussillon (2014), selon laquelle l'individu repasse par ses expériences vécues à mesure que la fonction représentative se développe, mais avec un écart plus ou moins marqué permettant une reprise et une symbolisation après-coup de ces expériences.

Soulignons, avec Golse (2021, p. 11), que *« les enfants ont besoin (...) d'une histoire relationnelle afin de pouvoir tisser le fil rouge de leur identité, qui est fondamentalement une identité narrative, comme nous l'a appris P. Ricœur ».* Ainsi, la fonction de protection d'une MECS implique également la préservation de la fonction d'identité narrative. Dans notre cas, l'histoire des jeunes que nous accueillons dans ce groupe se co-construit essentiellement entre les joueurs du groupe et les adultes qui les entourent en séance. Tout particulièrement, le travail d'écriture collective dans cet atelier dépend en grande partie des thérapeutes. Par exemple, la conclusion formulée par les jeunes à propos de la deuxième séance (*« Personne ne s'est écouté [...], on parlait en criant tous en même temps [...] on n'a pas vraiment collaboré ensemble comme avant »*) constitue une élaboration qui fait suite aux questions posées par le binôme. Nous avons repris les phrases issues du temps de discussion afin d'orienter l'écriture dans le carnet, en leur demandant d'être plus précis sur ce qu'ils voulaient exprimer et en les invitant à affiner les liens entre leurs verbalisations et leurs manifestations conscientes. Notre objectif est de recontextualiser et de structurer leurs propos. Cet accompagnement, que nous avons soutenu, a favorisé la mise en intrigue des péripéties et l'interprétation de la rencontre avec l'autre — autant celui du présent que celui du passé. Bien entendu, comme le souligne Golse (2021, p. 14), *« (...) personne ne peut changer les évènements de son passé, mais chacun peut changer le regard qu'il porte sur sa propre histoire (...) on sent bien à quel point cela est essentiel pour les enfants qui ont été maltraités et que nous avons à aider à se réconcilier avec eux-mêmes (...) ».*

Finalement, l'association de deux médiums et de plusieurs processus (jeu vidéo et écriture, image et mots, écran et papier, processus verbaux et non-verbaux) met en place de multiples couches contenantes, aidant ainsi les jeunes à trouver un fil conducteur dans la variation des récits et des symboles nécessaires au sentiment de continuité de l'existence. Et pour ce faire, nous le savons, il est essentiel, en clinique, de disposer d'un espace de jeu et de création où les choses sont et ne sont pas ce qu'elles semblent être (Winnicott, 1971).

Limites et perspectives

Le dispositif présenté dans cet article s'inscrit dans une voie de recherche identifiée par Tisseron et Tordo (2022), à savoir : la création de protocoles de médiations par le jeu vidéo adaptés à des catégories de patients particuliers et en approche groupale. Nous avons mis en évidence la fonction de symbolisation et de narration du carnet de voyage, ainsi que les bienfaits de l'association entre jeu vidéo et écriture, avec un public groupal spécifique et dans un contexte spécifique.

Or, dans les autres types d'institutions où nous avons testé cet atelier, certains jeunes utilisaient le carnet exclusivement pour se rappeler des décisions et stratégies de la séance, alors que pour d'autres il était important de noter ce qu'ils avaient découvert pendant une séance (raccourcis, mécanismes du jeu). Plus spécifiquement, si la (re) signification des expériences individuelles était à souligner dans la dynamique groupale auprès d'adolescents hospitalisés en psychiatrie, avec de jeunes usagers d'une Maison des Ados, nous avons plutôt observé une recherche de la compréhension de l'autre, de leur style de jeu et de leurs décisions. De plus, notons que d'autres jeux vidéo contribuent à d'autres fonctions auprès du carnet. Par exemple, dans le jeu *Life is Strange : True Colors* (Sica, 2021), le personnage principal est une fille orpheline qui peut identifier les émotions des autres personnages. Lorsque nous l'utilisons en séance à la MECS, avec des groupes de « grands adolescents » (15-17 ans), le carnet devient l'endroit où les jeunes se mettent à la place de cette fille et lui attribuent des émotions, des envies, des désirs ou encore des intentions.

Ainsi, nos résultats laissent entrevoir de nombreuses extensions à notre démarche, car autant le jeu choisi que l'utilisation du carnet peuvent occuper d'autres fonctions importantes pour les adolescents que celles que nous avons soulignées en protection de l'enfance.

Bibliographie

Argod, P. (2009). Le carnet de voyage : approches historique et sémiologique. Thèse de doctorat : Université Bordeaux Montaigne. https://theses.fr/2009BOR30066

Braverman, B. et Cosseron, F. (2019). La liberté guidant le je (u), autour du jeu *The Legend of Zelda : Breath of the Wild.* In: M. Haza (dir.), Médiations numériques : jeux vidéo et jeux de transfert (p. 305-324). Toulouse : Érès.

Duris, O. (2018). Empathie et capacités narratives chez les jeunes porteurs de TSA : l'intérêt de la narrativité vidéo-ludique. Revue de l'enfance et de l'adolescence, 97 (1), 161-175. https://doi.org/10.3917/read.097.0161

Fujibayashi, H. (2017). The Legend of Zelda: Breath of the wild. Kyoto: Nintendo.

Gillet, G. et Jung, J. (2019). L'immersion dans les thérapies médiatisées par le jeu vidéo. Bulletin de psychologie, 561 (3), 181-190. https://doi.org/10.3917/bupsy.561.0181

Golse, B. (2021). La protection de l'enfance au regard de la narrativité. Cahiers de l'enfance et de l'adolescence, 6 (2), 11-17. https://doi.org/10.3917/cead.006.0011

Grubrich-Simitis, I. (1984). From concretism to metaphor: thoughts on psychoanalytic work with descendants of the holocaust generation. Psyche, 38(1), 1–28.

Gutton, P. (2011). Sublimation pubertaire. Adolescence, 4 (4), 895–912. https://doi.org/10.3917/ado.078.0895

Haza, M. (2019). Médiations numériques : jeux vidéo et jeux de transfert. Toulouse : Érès.

Jeammet, P. (2001). Innovations en clinique et psychopathologie de l'adolescence. Annales Médico psychologique, 159 (10), 672-678. https://doi.org/10.1016/S0003-4487 (01) 00116-0

Petruzzellis, S. et Jacobs, A. (07 juin 2024). Enfants et parents : des pratiques vidéoludiques plurielles pour se rencontrer. En ligne : http://journals.openedition.org/sdj/6630
Ricœur, P. (1983). Temps et récit (Tome 1). Paris : Seuil
Roussillon, R. (25 juillet 2014). Matérialité du mot. En ligne : https : //reneroussillon.com/symbolisation/38-2/
Sica, C. (2021). Life is Strange: True Colors. Boulder: Deck Nine Games.
Tisseron, S. (2014). Du livre à l'écran : l'indispensable complémentarité. L'Information psychiatrique, 90 (2), 97-102. https://doi.org/10.1684/ipe.2014.1158
Tisseron, S. et Tordo, F. (2022). Pratiquer les cyberpsychothérapies. Malakoff : Dunod.
Winnicott, D. W. (1971). Jeu et réalité : l'espace potentiel. Paris : Gallimard.
Winnicott, D. W. (1978). Processus de maturation chez l'enfant. Paris : Payot.

VARIA

Une fresque sur les murs de l'hôpital : intérêts d'un groupe thérapeutique artistique avec des adolescents

Hervé Fuetterer[1]

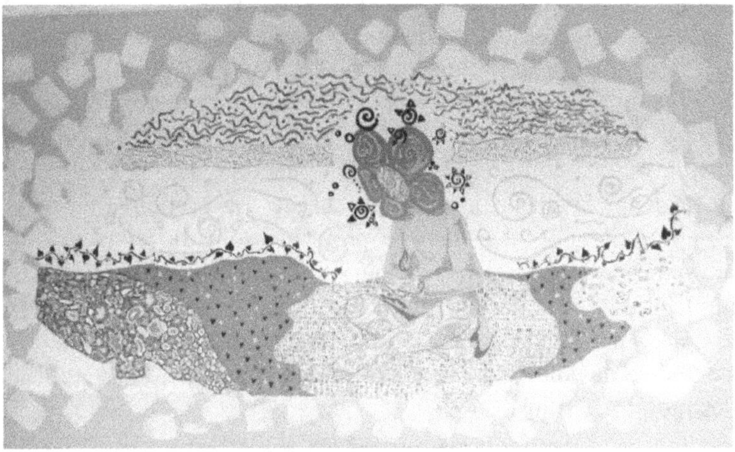

21 juin 2024

Partir du regard des jeunes

Cadre pratique, théorique et hypothèses

Contexte et indications d'un groupe thérapeutique dans le service de psychiatrie de l'enfant et de l'adolescent concerné

L'évaluation de la demande de soin se fait lors d'un entretien d'accueil. Nous déterminons ensuite en équipe le projet de soin (objectifs, moyens, évaluation) qui est réévalué en fonction de l'évolution de la situation du jeune et de sa famille. Le premier niveau de réponse est en principe une prise en soin individuelle (CMP), puis selon les observations, la pertinence clinique et le retentissement au quotidien, les soins sont envisagés à plusieurs et en groupe (CATTP). Si la clinique le nécessite, nous proposons

1Hervé Fuetterer, psychologue clinicien, Unité pour adolescents, Groupe Hospitalier de la Région de Mulhouse Sud Alsace, fuettererh@ghrmsa.fr

un accueil en Hôpital de Jour ou une orientation en hospitalisation complète pour gérer la crise en sécurité.

La proposition de groupe à médiation intervient donc au cours de la prise en soin pour des jeunes pour lesquels une relation thérapeutique individuelle ne permet pas à elle seule une évolution notable de sa situation. Nous attendons d'un groupe thérapeutique qu'il mette au travail les objectifs de soins d'une autre façon ou en complément. Le scénario de dégressivité des soins en post crise est évidemment tout aussi vrai, d'une hospitalisation complète à de l'HDJ, puis du CATTP et enfin en CMP avant la fin de la prise en charge. La participation à un groupe doit faire sens dans le projet de soin du jeune et doit présenter un intérêt suffisant pour qu'il s'y inscrive avec plaisir, implication et régularité. Le diagnostic posé n'est pas le critère le plus pertinent pour composer le groupe, l'orientation s'effectue davantage à partir des arguments cliniques et surtout des projets de soins.

Objectifs visés et groupes proposés (164 patients concernés sur une file active de 650 patients en 2024)

Principaux objectifs visés	**Choix de la médiation proposée**
Évaluer les besoins et la demande Soutenir l'estime de soi Favoriser la communication, l'affirmation de soi Gérer ses émotions Gérer le stress, la détresse Développer les compétences sociales Améliorer l'hygiène de vie (sommeil, écrans, alimentation) Mobiliser les ressources de son environnement	**Groupes ponctuels** Jeux de société en famille, cuisine — groupe « Top chef », escalade parent-enfant, baptême de l'air avec le jeune et ses parents Sorties nature, Mangas et animés, identités de genre et sexuelle, **Cycles de 4 à 8 séances de 1 h 30 à 2 h** Groupe d'accueil et d'évaluation Médiation corporelle : percussions, balnéothérapie mouvement et bien être, relaxation, mise en scène de soi, breakdance Créatifs : développement du jardin thérapeutique décoration des locaux

Les murs de l'hôpital, choix de la médiation artistique

L'idée de faire un groupe « Décoration des locaux » nous est venue d'observations des jeunes. Lors d'un groupe l'été précédent, ils évoquent leurs perceptions et premières impressions des locaux du service. Il apparaît d'abord l'attente qui a majoré l'appréhension du premier rendez-vous, puis le trajet *« on a eu du mal à trouver (le bâtiment), mes parents se sont disputés parce qu'on avait peur d'être en retard »*[2] et enfin la découverte des locaux ; *« c'est hyper déprimant... la plupart du temps, on se perd dans l'hôpital, on arrive en stress et on se retrouve dans cette pièce oppressante »*[3].

Quelle pourrait être la forme d'un projet qui partirait de ces observations et qui pouvait s'inscrire dans les soins ? La perspective du château de Guedelon[4] en Bourgogne nous inspire ; l'idée de créer un chantier expérimental dont l'objectif ne serait pas le résultat final, mais l'apprentissage au cours de l'édification. Nous pourrions nous aussi nous lancer dans un chantier avec nos jeunes dont le prétexte serait de rendre les locaux plus agréables et dont l'objectif principal serait de permettre aux jeunes de faire un travail psychique.

La question des médiations thérapeutiques est largement documentée notamment par R. Roussillon pour penser le cadre thérapeutique et le choix de la médiation qui convient au travail dans la salle d'attente. Ainsi, Roussillon écrit ; *« il y en a plusieurs (des médiums) présentant des propriétés sensorielles et expressives diverses, et cette variété représente l'un des avantages des dispositifs à médiation ; elle rend possibles des choix et donc des ajustements aussi bien aux singularités du patient qu'à celles du clinicien. Il est en effet important que l'un et l'autre puissent bien utiliser la médiation proposée et donc qu'ils se sentent dans un mode de familiarité suffisante avec celle-ci »* (Roussillon, 2014, p. 593).

---

2 M, 15 ans.

3 E., 17 ans.

4 Chantier scientifique de construction d'un château fort en Bourgogne selon les techniques et les matériaux du Moyen Âge.

D'un point de vue méthodologique, co-construire l'outil de soin avec des jeunes en écho d'une co-construction de leur santé mentale était une proposition de déplacement qui nous paraissait intéressante. Elle permettait de mettre au travail des questions intimes avec la distance d'une médiation thérapeutique. L'idée de nous saisir de leurs observations et de les accompagner dans un travail sur la décoration des murs a fait son chemin. Nous avons donc décidé de proposer un groupe à médiation artistique qui partirait du regard des jeunes et des familles. Il s'adresserait à des jeunes qui ont une sensibilité artistique, des difficultés de socialisation, une faible estime de soi et le souhait de prendre du temps pour observer, réfléchir, discuter, imaginer et réaliser ensemble la transformation visuelle de la salle d'attente du CMP.

L'adolescence est un temps spécifique, une étape entre l'enfance et l'âge adulte. Nous attendons des jeunes qu'ils s'insèrent dans le monde des adultes. Si nos outils de soins sont trop austères, le risque est de maintenir une distance qui renforce le repli. Nous souhaitons soutenir en effet les jeunes dans leur inclusion au cœur d'une société « habitable » et transformable si besoin, c'est-à-dire dans laquelle ils peuvent trouver une place alors même que leur symptomatologie actuelle les en éloigne. Cette démarche est une métaphore du travail psychique qui prend place au cours des soins et de la maturation adolescente ordinaire.

Le projet de « décoration des locaux et signalétique d'accès » est présenté et validé en « Bureau de Pôle » pour son instruction administrative et hiérarchique. L'instruction financière est menée en parallèle pour une plus grande souplesse dans la conduite du projet. Nous avons en effet dans nos réseaux un club service[5] sensible à la cause de l'enfance qui nous soutien pour différentes actions dont celle-ci. Une artiste[6] est proposée par le club service pour son univers graphique, sa sensibilité, ses qualités humaines et son intérêt pour le public adolescent. Le club service verse un don à une association hospitalière[7]. La trésorière de l'association

[5] Club Services Kiwanis Mulhouse Belvédère.

[6] Loredana Romano, artiste plasticienne.

[7] Groupe d'Étude pour la Prévention du Handicap chez l'Enfant, composé de personnels de pédiatrie et pédopsychiatrie, GHRMSA.

règle sur facture les interventions de l'artiste et nos achats peintures et petits matériels. Une convention entre l'hôpital, l'association et l'artiste pose les règles de confidentialité et rappelle les objectifs et les modalités pratiques (responsabilité civile, engagement horaire, période, conditions de rémunération de l'artiste). Nous pouvons alors commencer ce que nous convenons d'appeler « l'atelier déco ».

Contexte théorique de l'atelier

Principes généraux d'un groupe thérapeutique et déclinaison contextuelle

Comme dans de nombreux services de pédopsychiatrie, il convient d'accueillir plus de patients avec moins de médecins. Ces changements nous obligent à penser autrement une spécificité pédopsychiatrique pour accompagner au mieux les jeunes en grande souffrance. En effet les demandes des familles et la clinique des jeunes évoluent. Il nous est apparu de façon plus marquée depuis les confinements des difficultés pour les jeunes, notamment avec des comorbidités psychiatriques multiples, d'être en relation en groupe et d'apprécier le bon niveau de mise à nu d'une part de soi dans les relations ou sur les réseaux sociaux. Dans ce contexte, nous avons pris le parti de développer les médiations thérapeutiques.

Le principe des dispositifs de psychothérapies, nous revenons à R. Roussillon, *« consiste à proposer une situation de sécurité dans laquelle (le sujet) va pouvoir relâcher progressivement les mécanismes de défense qu'il a mis en place, pour laisser revenir les traces conservées en lui des expériences non ou insuffisamment intégrées (...), c'est pourquoi la réflexion des cliniciens s'est aussi tournée vers la création de dispositifs facilitateurs qui permettent de "tourner" une partie de la difficulté : les dispositifs à médiation. (...) Le fait d'introduire un médium permet de diffracter le processus transférentiel et facilite la métabolisation de celui-ci. »* (Roussillon, 2014, p. 592-593)

Les groupes à médiation sont donc pensés à la fois pour faciliter l'expression de la conflictualité interne et dans le même temps pour protéger le jeune, les professionnels et les autres jeunes présents. Il n'est donc pas question d'amener le jeune à se livrer sans retenue, à prendre des risques inconsidérés, mais davantage de le rassurer sur une possibilité d'être en groupe sans être mis à mal et, fort de cette expérience, d'améliorer également le travail qu'il effectue en parallèle avec un autre professionnel du service.

Liens entre dynamique de groupe et rites de passage

Les jeunes se confrontent lors du cycle à la conflictualité inhérente aux différentes étapes du groupe déco ; angoisses de séparation, de mort, de castration. La clinique de l'enfant et de l'adolescent et l'observation du système angoisses/défenses du jeune dans la famille nous rendent familiers des rites. Les rituels du coucher du petit, l'organisation du quotidien de l'enfant avec TSA[8], la clinique des TCA[9], les rites initiatiques adolescents et plus largement les rites sociaux, scolaires, religieux et funéraires illustrent la richesse avec laquelle le sujet et la société prennent appui sur des conduites ritualisées pour s'adapter à des situations anxiogènes diverses. Nous observons par conséquent des rites de passage ordinaires dans cette période adolescente et des rites en lien avec une psychopathologie. L'organisation des soins en santé mentale est elle-même influencée par l'angoisse des jeunes, des familles, des professionnels, de l'institution et produit ses propres rites. Les process doivent garantir l'ajustement des réponses à la gravité des signes, une sécurisation des professionnels et de l'institution et une justice du traitement de chaque situation spécifique. Enfin, l'organisation d'un groupe thérapeutique s'appuie sur une procédure, un cadre thérapeutique (qui, quoi, quand, où, comment, pourquoi), une répétition de rituels d'entrée, de déroulement et de fin de séance.

Le groupe à médiation artistique peut soutenir la stabilisation

Les travaux de recherche mettent en avant l'importance de la phase de stabilisation chez le patient qui, selon les auteurs, *« a*

---

[8] Trouble du Spectre de l'Autisme.

[9] Trouble des Conduites Alimentaires.

pour objectif de traiter les altérations de la régulation émotionnelle et des relations interpersonnelles afin de permettre une meilleure tolérance du patient lors du travail sur les souvenirs traumatiques et d'éviter les ruptures de soins » (Rolling et Sperenza, 2023, p.423). Le principe de la stabilisation en groupe s'avère fécond au-delà de la clinique spécifique du trauma complexe et améliore l'investissement des thérapies individuelles par les jeunes en difficulté. Dans la culture de la protection de l'enfance, il est coutumier de mettre en œuvre la régulation des émotions et des interactions d'abord par l'assistante familiale, ou par les professionnels si le jeune est confié en établissement. C'est une condition préalable au traitement des traumatismes vécus.

La progression du groupe apparaît comme un rite de passage

Les rites de passage sont considérés comme une succession de rites qui accompagnent des étapes de vie. Ils se structurent en trois temps ; rites de séparation avec des coupures et changements d'habits (Van Gennep, 1909, p.75), rites de marges où la personne est séparée de sa famille et mis à l'épreuve avec ses pairs, et rites d'agrégation avec introduction dans le monde avec un nouveau statut. L'hospitalisation suite à un passage à l'acte suicidaire, des scarifications, des idées noires, peut représenter une séparation avec coupure puis une expérience de marge où le jeune questionne son rapport à la vie, à la mort. Le retour au domicile est un rite d'agrégation ; le jeune a été séparé de ses parents et peut témoigner de ce qu'il a appris, fort de cette maturation. Lorsqu'un jeune du CMP est hospitalisé se pose la question d'aller le voir ou de le confier à l'équipe de liaison. Nous considérons que le travail de symbolisation du jeune et de ses parents est plus important si les soignants de CMP n'interviennent pas lors de cette expérience de marge : charge au jeune et à sa famille de mettre des mots après-coup.

On peut également considérer les soins en psychiatrie de l'adolescent comme un rite de passage : lieu du secret de la parole, de l'expérience de la fragilité humaine aux portes de la folie, de l'accompagnement en ces territoires mystérieux. La prise en charge groupale majore cette dimension initiatique ; le chemin vers l'accueil en groupe est sinueux, on n'y accède pas sans y être invité par un professionnel. Venir au groupe est anxiogène, il convient de dépasser ses appréhensions de l'inconnu, de venir seul, de craindre de vivre une expérience de marge douloureuse, d'éprouver des angoisses de séparation, de castration et de mort (absence pour hospitalisation, soins de scarifications, sonde naso-gastrique ou hypoglycémie/TCA, crise d'angoisse), et les traverser. L'expérience d'un groupe thérapeutique prend au final la forme d'un rite de passage dans sa double dimension sociologique et psychique.

Objectifs de l'atelier « déco des locaux »

Si les objectifs principaux du groupe « déco des locaux » visent à soutenir l'estime de soi et à développer les compétences sociales, le groupe permet également de favoriser la communication, l'affirmation de soi, de gérer ses émotions et le stress avec une médiation particulièrement adaptée puisqu'elle autorise une grande part de subjectivité : la qualité du dessin tient largement aux critères de l'observateur.

Hypothèses

La première hypothèse est que le groupe déco peut être vécu comme une expérience suffisamment sécure pour stabiliser psychiquement et émotionnellement dans une expérience groupale des jeunes qui traversent une période difficile.

La seconde hypothèse est que le groupe à médiation artistique s'apparente à un rite de passage :

- dans l'enchaînement de ses trois étapes ; rites de séparation, rites de marge, rites d'agrégation (Van Gennep, 1909, p. 71)
- dans le travail à l'œuvre de confrontations et de métabolisation des angoisses,
- dans la promotion subjective qu'il permet et notamment l'augmentation de l'estime de soi.

Résultats

La salle d'attente du CMP est choisie pour réaliser cette expérience de groupe thérapeutique à médiation artistique. Elle se prête particulièrement bien à l'exercice : c'est le point d'entrée dans le service, une salle blanche et grise, triste et sans fenêtres. La proposition de décorer les murs s'apparente à une transgression permise : en principe on n'écrit ni on ne dessine sur les murs, encore moins à l'hôpital.

Une expérience de stabilisation des jeunes

Ils sont venus, ils ont été assidus, créatifs, collaboratifs, bienveillants et nous avons vécu une belle expérience groupale. Le résultat est intéressant et la fresque, c'est-à-dire le travail des jeunes, améliore désormais l'ambiance de la salle d'attente. Leur travail produit également des effets indirects sur l'appropriation des locaux par les professionnels qui prennent possession autrement des murs du service depuis. Le travail mené en groupe artistique apparaît comme un exercice où les jeunes font des expériences sociales répétées ; la présence régulière des mêmes jeunes dans un environnement stable, des interactions sociales directes ou médiatisées par le médium ou les professionnels, la possibilité de travailler en silence ou avec des échanges.

Comme le souligne un jeune, le travail était dur et long (9 séances sur presque 3 mois) avec un groupe régulier (8 jeunes avec un noyau stable de 4). La dynamique de groupe s'installe assez rapidement, des complicités s'établissent et permettent aux jeunes de vivre des expériences sociales avec une satisfaction notable. La dimension de sécurité du groupe et l'intérêt du média peinture est facilitant pour échanger en sécurité.

Une des jeunes présente une clinique de trauma complexe. La symptomatologie résiste aux approches thérapeutiques individuelles psychanalytiques et EMDR. Les souvenirs sont envahissants en journée et altèrent le sommeil, l'humeur est basse, la fatigue est importante, la déscolarisation s'installe. La proposition de l'intégrer dans ce groupe se fonde sur son intérêt pour le dessin. À partir du début de travail de groupe, elle investit autrement ses séances individuelles avec le psychologue, comme si le travail de groupe l'autorisait à libérer davantage une parole en séance. Ce qui est donc attendu du travail du groupe c'est à la fois un travail psychique dans le groupe, de faire l'expérience que ce peut être satisfaisant de vivre cette forme « d'enveloppe groupale » pour consolider ses fragilités internes et d'exploiter davantage son espace de parole individuel.

Nous avons recueilli des témoignages des jeunes, de leurs parents, des professionnels et partenaires.

« Je voulais me réconcilier avec la sociabilité et ça a marché pour les vendredis après-midi » [10]

« On a transformé ensemble une salle d'attente, c'est comme si on pouvait transformer notre monde » [11]

« Quand je suis dans la salle d'attente, ça fait moins vide ! » [12]

« On a travaillé dur pendant plusieurs mois, le résultat, ça va ! J'ai apprécié de manger en fin de séance, les moments où on rigolait, la possibilité de m'exprimer. »[13]

« Ça lui a fait beaucoup de bien, ça lui a permis de renouer avec quelque chose qu'il adore, ça l'apaise. Je l'ai vu épanoui. Il était fier de faire cette fresque, ça allait faire partie de son book. »[14]

« Le projet déco a été une expérience très enrichissante, tant pour les jeunes que pour moi en tant que stagiaire. Pour les jeunes il a permis d'offrir un espace sécurisé où ils ont pu prendre conscience de leurs ressources personnelles et développer de nouvelles stratégies face à leurs difficultés. Quant à moi, ce projet a été une opportunité de découvrir l'art comme outil thérapeutique, de mieux comprendre comment l'expression artistique peut favoriser la communication, la gestion des conflits internes et des affects. »[15]

« De ce projet, ce que je retiens surtout est que, dès le début du groupe, il s'est mis en place une dynamique très bienveillante et soutenante entre les ados qui a, je pense, favorisé l'émergence et le partage de production artistique qui touchent vraiment à

---

[10] A. 16 ans.
[11] E., 17 ans.
[12] Émilie, 14 ans.
13 M. 13 ans.
14 Mme M, mère d'un jeune.
15 Mitel Leslie, psychologue stagiaire.

l'intime des ados et qui rendent compte de problématique qu'ils traversent. La dynamique du groupe leur a réellement permis de partager un peu d'eux et permis la rencontre entre chaque adolescent du groupe ».[16]

« Le projet réalisé avec les jeunes et l'artiste avait pour but de laisser les jeunes s'exprimer librement, grâce à un artiste qui souhaite mettre à profit son temps et ses qualités humaines. Nous sommes enchantés par la qualité de ce mur d'expression qui révèle avec ses couleurs flamboyantes le travail collectif des jeunes. Ce résultat n'aurait pu être aussi abouti également sans l'encadrement des professionnels de santé totalement investis dans ce magnifique projet afin de redonner vie aux espaces partagés. Cette fresque s'inscrit totalement dans les actions que le Kiwanis a à cœur de soutenir, car seul on va plus vite, ensemble on va plus loin. »[17]

Des observations qui évoquent les rites de séparation et de marge

Nous proposons une première rencontre avec les adolescents pendant les congés scolaires ; nous avons plus de temps et cela permet d'évaluer le niveau d'implication des jeunes dans le projet. Nous les accompagnons avec l'artiste en promenade pour observer et discuter des œuvres et graffs urbains présents entre le site de l'hôpital et le centre-ville. De retour au service, nous convenons d'un créneau hebdomadaire adapté aux jeunes présents. Le groupe est complet au retour des vacances d'hiver, le travail peut véritablement commencer. Il se déroule jusqu'aux vacances d'été avec 8 jeunes, une artiste plasticienne, un psychologue et deux stagiaires psychologues qui se succèdent dans leur période de stage. Le créneau choisi du vendredi de 16 h à 18 h correspond aux disponibilités du noyau du groupe, il y a peu de professionnels et de patients dans les locaux et comme nous investissons le couloir et la salle d'attente, il permet une confidentialité suffisante. Les jeunes déscolarisés et anxieux apprécient les locaux vides, la jeune hospitalisée pour TCA peut

16 Groboillot Clara, psychologue stagiaire.

[17] Schieb Noemie, présidente du club-services Kiwanis Mulhouse Belvédère.

retourner avant le dîner en hospitalisation, les mouvements et discussions dans le couloir ne sont pas dérangeants.

Lors des premiers temps du groupe, les participants sont invités à partager leurs perceptions sur cette salle : la page blanche. Les premiers mots sont hésitants, les jeunes ne se connaissent pas, n'osent pas encore prendre le risque de la parole. L'inhibition naturelle à l'intégration à un nouveau groupe, la peur du jugement, du dévoilement de soi, restreignent l'expression spontanée. L'artiste les aide en nommant ses propres ressentis qui servent d'appuis à la parole des jeunes. Elle verbalise la tristesse du lieu, les affiches de prévention du suicide qui convoquent le thème de la possibilité de la mort, les sensations négatives. Nous invitons les jeunes à partager leurs univers avant de les mettre en commun pour élaborer le projet de fresque. Nous décidons d'y associer les autres patients par une affiche invitant à écrire leurs impressions et attentes dans un cahier mis à disposition. Des cônes de Lübeck mettent en scène le chantier en cours.

Puisqu'il n'y a pas de fenêtres, l'idée de représenter une baie vitrée en trompe-l'œil apparaît. Une jeune considère l'idée comme une tromperie, la pureté de sa pensée et son éloquence emportent l'adhésion du groupe. Les jeunes qui dessinent sont invités à ramener leur « Book ». Ils sont impressionnants de par la richesse de leurs univers, leur identité graphique et leurs qualités artistiques. Deux d'entre eux sont en filière ST2A[18] en classe de 1re et terminale, une autre est en 2 d et espère l'intégrer. L'expérience de marge prend de l'épaisseur ; les langues se délient avec des récits, boutades, complicités. Les jeunes font connaissance ou nous sollicitent sur des sujets variés, quelquefois embarrassants parce que sans filtres et qu'ils peuvent toucher aux problématiques des uns et des autres. Un récit collectif prend forme et s'enrichit de semaine en semaine.

Le plus jeune ne tient pas en place. Il compense l'inhibition des autres et fait lien par le mouvement et le verbe. Les plus timides sont embarrassés, mais il se trouve que l'une des jeunes, la plus

[18] Sciences et Technologies du Design et des Arts Appliqués.

grande, a des petits frères et sœurs. Elle a les mots, la générosité et l'expérience pour accueillir et répondre et tout le groupe en profite. C'est une leçon de savoir-vivre et un appui précieux pour les plus jeunes, pour répondre à leur tour aux questions du garçon et probablement plus tard s'adapter à d'autres situations du quotidien. La présence de l'artiste majore cette dimension d'expérience de marge, elle n'est pas un visage familier du service et ne vient que pour ce temps convivial de partage en groupe, d'échanges, de soutien, de création. Elle n'a pas le référentiel de la psychiatrie et nous avons fait le choix d'avoir le moins d'informations possible sur chaque jeune.

Le projet prend forme. Les idées des jeunes enrichies par les observations dans le cahier conduisent à retenir le principe d'une fresque sur le mur gris du fond de la salle d'attente, de face quand on y entre pour s'installer. Nous formulons à voix haute en fin de séance ce dont ils ont convenu après un débat à bâtons rompus.

Le projet est présenté en réunion d'équipe et validé par le chef de service et la cadre pour mettre en scène une référence au tiers. Le fond blanc est peint, les retours sont positifs, les contours peuvent être tracés avec la technique du dessin scanné/projeté avec le vidéo projecteur à la taille voulue pour garder les proportions du personnage et des éléments qui l'entourent.

Et au final, le vernissage s'apparente à un rite d'agrégation

Dans chaque BD d'Asterix, il faut un banquet final festif pour raconter l'expérience de marge vécue par quelques-uns à l'ensemble du groupe social d'appartenance. Le travail s'achève donc par un vernissage qui ouvre le groupe aux parents, aux autres professionnels du service et de la direction, au photographe. C'est au sens des rites de passage un retour du jeune à son groupe social avec un nouveau statut, fort de ce qu'il a réalisé lors de cette longue expérience groupale de marge que seuls les participants peuvent comprendre. Ce vernissage modifie les représentations ordinaires du soin. Le recours à la pédopsychiatrie, s'il peut être un marqueur de sa vulnérabilité, peut également être une expérience valorisante. Il apparaît l'importance de la fonction pivot de l'artiste, c'est un professionnel au talent reconnu qui les accompagne et les initie.

La présence du photographe de l'hôpital, de personnels de direction, des bénévoles du club service financeur majorent les opportunités de reconnaissance sociale de la valeur de leur travail.

Nous saisissons un fait marquant de la vie du groupe, l'écriture spontanée sur un t-shirt de protection par le plus jeune lors d'une séance. Lors du vernissage, la cadre du service remet à chaque jeune un t-shirt blanc et nous invitons les personnes présentes qui le souhaitent à écrire un mot ou dessiner un motif en signe de reconnaissance du travail mené. Le vernissage se poursuit autour du verre de l'amitié, des rencontres différentes entre les jeunes, les parents et les professionnels !

La semaine suivante, une journaliste vient rencontrer les jeunes pour qu'ils lui racontent l'intérêt de l'expérience artistique dans leur parcours de soin. Nous nous assurons des accords parentaux et l'article est diffusé dans le journal local.

Discussion des résultats

L'hypothèse principale du groupe à médiation s'est confirmée, le groupe a bien été une expérience stabilisante ; la régularité des présences et des échanges et le retour des collègues sur le travail en séances individuelles sont positifs. L'évolution des jeunes au cours du travail est intéressante (sortie d'hospitalisation, fin des soins à la majorité, poursuites en individuel en CMP, rescolarisation à la rentrée scolaire suivante). Il est cependant difficile d'attribuer les progrès individuels au seul travail mené dans ce groupe puisqu'il vise à la fois un travail au sein du groupe et la stabilisation du patient pour mieux investir par ailleurs sa thérapie individuelle.

La seconde hypothèse propose de considérer le groupe thérapeutique comme un rite de passage, nous avons identifié de façon spécifique les trois étapes. Les rites de séparations peuvent englober l'ensemble des démarches de la famille vers le service puis la proposition d'un second niveau de prise en charge compte tenu des difficultés rencontrées. La gravité s'accompagne souvent de prises de risques : anorexie sévère, scarifications, idées noires, déscolarisation qui sont évocatrices des coupures citées par Van Gennep. Les jeunes se retrouvent en soin à vivre une expérience de marge avec des tenues spécifiques (blouses, t-shirt) et un travail de compromis. Les idées de chacun sont retenues ou pas, éventuellement remaniées selon les besoins du collectif, il convient par conséquent de renoncer à une part de sa volonté dans un contexte groupal ou social. Cette expérience est partiellement racontée lors d'une cérémonie socialisante devant les parents, d'autres jeunes, des cadres de l'hôpital, les bénévoles du club services qui sont des cadres particulièrement bien insérés et en réussite sociale, puis une journaliste. La valorisation et les témoignages sont à la hauteur des pertes ; le temps et le travail réalisés par chacun et le renoncement d'une part de son désir au bénéfice du groupe.

Limites

Nous avons construit la méthodologie du groupe à partir des projets de soins des jeunes et des contraintes multiples. La perspective d'une publication à l'issue n'était pas envisagée. Si nous l'avions anticipé, nous aurions recueilli d'autres données avant, pendant et après, notamment en nous appuyant sur des échelles standardisées pour évaluer l'estime de soi, l'humeur et la socialisation. Le projet de « décoration des locaux » se poursuit avec d'autres groupes, nous pourrions les penser autrement.

Il est également difficile d'attribuer les progrès individuels au seul travail mené dans ce groupe puisque ce dernier a des objectifs spécifiques au travail de groupe et parallèlement il doit permettre au jeune de mieux investir les autres soins reçus dans le service.

La dimension de la coconstruction est un jeu d'équilibriste. Elle est intéressante parce qu'elle part du regard des usagers, mais la temporalité inhérente au déploiement d'un projet ne correspond pas toujours à la temporalité du jeune en souffrance. Ce ne sont donc pas les mêmes jeunes qui ont relevé les observations de départ (été 2023) et qui ont réalisé la fresque (printemps 2024). Nous avons essayé d'actualiser les observations par un sondage en salle d'attente (affiche et cahier d'observation) et par les observations des jeunes du groupe.

Pour nous assurer de la régularité de présence des jeunes dans le groupe, nous avons réalisé un premier sondage à partir des jeunes pressentis. Le rendez-vous initial pendant les vacances devait permettre de mesurer l'adhésion des jeunes au projet et de constituer un noyau stable qui s'est confirmé par la suite. La temporalité pour chaque jeune est déterminante pour que le groupe arrive au bon moment et qu'il puisse s'y inscrire et en profiter. L'un d'eux n'est venu que deux fois, mais a pu intégrer depuis le groupe déco suivant où il est particulièrement investi. Nous observons une variation des demandes en cours d'année ; elles augmentent à mesure que la pression scolaire s'accentue (à partir de novembre jusqu'au mois de mai). Les jeunes attendus en classe en septembre le sont moins quand ils vont moins bien ou qu'ils présentent des troubles du comportement. L'évolution du ratio bénéfice/coût conduit l'ensemble des parties à émettre un avis convergent pour que les jeunes viennent en groupe même s'ils manquent un peu l'école. La « bonne temporalité » tient également à une stabilité psychique (niveau d'angoisse, situation sociale et familiale, pertinence de la réponse pédopsychiatrique et médication éventuelle).

Nous avons écarté d'emblée dans le choix des jeunes la considération du diagnostic. Il s'avère cependant qu'une jeune avec TSA n'a pas pu s'inscrire durablement dans le travail proposé malgré les aménagements proposés (travail dans une autre salle avec accompagnement par une stagiaire). Il semble que pour elle ce soit davantage la temporalité clinique (angoisse vive) que le diagnostic qui a compliqué sa participation.

Conclusion

Au final, le travail en groupe thérapeutique à médiation artistique nous a semblé pertinent pour les jeunes qui y ont participé. Le dessin et le travail artistique sont des aires transitionnelles privilégiées pour partager un peu de soi avec les autres. La création artistique groupale apparaît comme une métaphore de l'insertion sociale des adolescents dans le monde des adultes qu'ils rejoignent et renouvellent. Le travail du groupe déco a permis une double transformation des jeunes et de l'environnement de soin. Il s'est avéré particulièrement adapté à la clinique hétérogène et complexe de nos adolescents. Il a conduit également à une transformation des professionnels et des parents des jeunes qui ont pu participer ou observer l'évolution du projet.

Les difficultés importantes de socialisation rencontrées par nos adolescents trouvent dans ce dispositif un cadre de travail intéressant par la possibilité de partir de leurs observations, intérêts, désirs. Le groupe à médiation artistique nous paraît particulièrement pertinent pour stabiliser les jeunes en souffrance, augmenter l'estime de soi et les compétences sociales. Les participants ont pu expérimenter une vie de groupe et éprouver à nouveau du plaisir, de l'insouciance, de la fierté, de la légèreté, pour retourner ensuite, forts de cette expérience, prendre le risque des relations quotidiennes.

Enfin, d'envisager de coconstruire un groupe thérapeutique avec des adolescents, pensé à partir du modèle sociologique des rites de passage s'avère d'une richesse étonnante.

Bibliographie

Mengin, A. & Rolling, J. (2023). *Le grand livre du trauma complexe de l'enfant à l'adulte.* Paris : Dunod

Roussillon, R. (2014). *Manuel de psychologie et de psychopathologie clinique générale* (2e éd.), Elsevier MassonVan Gennep, A. (1981). *Les rites de passage : étude systématique des rites*, Paris, Picard.

Pubertaire et virtuel numérique, une rencontre

Zein El Abidine Mansour[1], Marion Haza-Pery[2]

L'adolescence est le chemin que chacun traverse vers l'âge adulte, sachant qu'il n'est pas pour autant une progression linéaire, mais bien un processus au cours duquel l'adolescent apprend à se connaître pendant qu'il tisse des liens objectaux intimes avec des personnes hors de sa famille. Ce processus est caractérisé par des mutations et de grandes transformations, souvent décrites comme « la folie du pubertaire » (Gutton, 1991).

De nos jours, les adolescents baignent dans le monde numérique. De nouvelles modalités relationnelles, duelles ou groupales sont apparues et même ont évolué avec l'environnement socioculturel et numérique dans lequel nous vivons. Les jeunes exploitent ces outils pour l'éducation, le divertissement, la communication et l'expression de soi, intégrant ainsi naturellement les plateformes numériques dans leur quotidien. Cette intégration se manifeste de manière particulièrement marquée dans leurs relations amicales et amoureuses : les réseaux sociaux et les applications de messagerie facilitent la création et le maintien des amitiés, offrent des moyens nouveaux de rencontrer des partenaires potentiels. Les liens aux pairs sont rejoués et réinterrogés à l'ère du numérique. *« On est en droit de penser qu'on est maintenant entré, avec l'ordinateur grand public, dans un troisième*

[1] Psychologue clinicien, doctorant en psychologie clinique et psychanalytique à l'Université de Paris Cité, Laboratoire de Psychologie Clinique, Psychopathologie, Psychanalyse, F-92100 Boulogne-Billancourt, France. Coordinateur psychologue à ETAP'JEUNES, groupement associatif CITHéA.

[2] Psychologue clinicienne, Membre associée, habilitée à diriger des recherches à l'Université de Paris Cité, Laboratoire de Psychologie Clinique, Psychopathologie, Psychanalyse, F-92100 Boulogne-Billancourt, France. Présidente de l'Association CAMELEON, Clinique, Adolescence et Modernité et secrétaire générale du CILA (Collège International de l'Adolescence), Présidente de l'Observatoire Parentalité et Éducation Numérique.

moment. L'interactivité, la disposition infinie de tout à portée de clic : travailler et jouer sur un écran, communiquer, s'informer par écran » (Godart, 2016, p.64). Selon Daure (2022), au cours des dernières décennies, les technologies de l'information, les réseaux sociaux ainsi que les sites de rencontre ont émergé comme des moyens majeurs pour les rencontres et l'évolution des relations amoureuses. Les adolescents utilisent désormais couramment les applications de messagerie instantanée et les réseaux sociaux pour commenter, aimer (*liker*), se faire des amis (*follower*), rencontrer de nouvelles personnes et flirter. Grâce à ces plateformes, ils peuvent établir des relations avec de nouvelles personnes et communautés, et s'engager dans des interactions amicales et/ou amoureuses en ligne. L'usage des outils numériques joue un rôle prépondérant dans les échanges avec le partenaire et constitue un indicateur clef de la manière dont l'adolescent gère ses relations amoureuses ainsi que la problématique de la séparation.

Dans le cadre d'un doctorat en psychologie clinique et psychanalytique, nous avons mené une recherche qualitative en administrant deux entretiens de recherche semi-directs à 10 adolescents de 14 à 25 ans, ayant tous vécu au moins une relation amoureuse à travers des espaces numériques. Après avoir rappelé quelques éléments théoriques concernant le virtuel, nous nous appuierons dans cet article sur les paroles de Sandrine, une adolescente de 16 ans qui se présente comme une jeune fille dynamique et pleine d'énergie. Sur le plan familial, elle mentionne quelques conflits liés à la communication et à son désir d'indépendance. Elle a une sœur cadette avec qui elle partage une relation proche, mais compétitive. Nous évoquerons également les propos de Quentin, un adolescent de 14 ans qui se présente comme un garçon réservé, mais curieux. Passionné par les jeux vidéo, il passe une grande partie de son temps devant son ordinateur. Sur le plan familial, Quentin note une certaine distance émotionnelle avec son père. Il a un frère aîné avec qui il entretient des rapports amicaux, mais conflictuels. Il parle de moments de frustration, surtout lorsqu'il se compare aux autres ou lorsqu'il se sent jugé. Ces deux cas illustrent bien le vécu des adolescents face à la problématique des relations amoureuses dans les espaces numériques. Nous comprendrons alors les échos entre les fonctionnalités du numérique et le processus pubertaire. Cet article étudie précisément les enjeux d'une rencontre amoureuse qui se crée et se développe entre un réel charnel d'une part, et un virtuel non charnel d'autre part. De fait, il est nécessaire d'examiner quelles seront les limites de ces différentes modalités et à quel point les liens pourront évoluer, sachant que le travail du pubertaire (Gutton, 1991) est bel et bien la confrontation à la question sexuelle génitale.

Ainsi, tout au long de cet article, nous traiterons différents thèmes liés à l'adolescence, au monde virtuel ainsi qu'aux défis psychologiques liés au pubertaire. Nous examinerons l'identité en ligne des adolescents, leur manipulation des médias sociaux pour séduire et créer une image séduisante, ainsi que les défis associés à la dissonance entre le virtuel numérique et le charnel. Nous étudierons également comment les adolescents explorent leur identité sexuelle à travers les interactions en ligne, en mettant en évidence la complexité de la transition vers des rencontres charnelles.

Du numérique au virtuel

Pour avoir accès à l'espace numérique, le sujet doit posséder un appareil qui pourrait être connecté à Internet, tel qu'un smartphone, une tablette, une console ou un ordinateur. Ce genre d'appareil fait partie intégrante de la vie de l'être humain, et plus particulièrement celle de l'adolescent. Mais précisons que numérique et virtuel ne sont pas des synonymes. *« Le numérique représente toutes les applications qui utilisent un langage binaire qui classe, trie et diffuse des données. Ce terme englobe les interfaces, smartphones, tablettes, ordinateurs, téléviseurs, ainsi que les réseaux qui transportent les données. Il envisage à la fois les outils, les contenus et les usages »* (Dubasque, D. 2019).
Rappelons que le dictionnaire Le Robert définit le mot « virtuel » comme suit : *« ce qui concerne la simulation de la réalité par des moyens informatiques, et qui a sur les sens un effet analogue »*

(De Calan et al., 2015, p. 2020). Sherry Turkle (2011) définit le virtuel numérique comme un espace où les individus peuvent interagir et se connecter à travers des technologies numériques, telles que les réseaux sociaux, les jeux en ligne et la réalité virtuelle, plutôt que par des moyens physiques traditionnels. Toutefois, en psychanalyse, le monde de la réalité virtuelle peut se définir comme *« une construction mentale du sujet immergé physiquement dans des simulations sensorielles interactives produites par des artefacts technologiques qui leurrent sa perception »* (Marty F. & Missonnier S. 2010). Pour mieux comprendre la portée de ce concept, il est utile d'examiner l'étymologie du mot « virtuel » qui révèle l'ampleur du monde qu'il englobe. En latin, le mot « virtualis » signifie « qui n'est qu'en puissance ». Dans le mot « virtuel », « vir » signifie « homme », et « virtus » renvoie à la force et à la vertu. Ainsi, le mot « virtuel » met en évidence la notion de potentialité et dépasse la seule conception technologique.

Exploration, identitaire, et évasion virtuelle.

Gutton (2008) évoque la question de base qui se pose à l'adolescence : suis-je vrai ? Ce que je crée est-il vrai ? L'adolescence est faite de discontinuité et de crise. Elle est marquée par la vulnérabilité que l'adolescent ressent, due aux effets psychiques et physiques de la puberté. *« Personne ne me comprend... C'est très difficile pour mes parents de comprendre à quel point les changements que mon corps est en train de subir m'affectent psychologiquement. Je suis moche, mon corps est disproportionné, et ma voix n'est plus la même. Je ne supporte pas toutes ces déformations je ne me reconnais plus. J'ai l'impression que je deviens moche ». (Sandrine)*

Face à cette vulnérabilité, l'adolescent se défend contre l'angoisse. Pour cela, il peut fuir le réel qu'il perçoit comme un environnement tangible, comprenant les interactions directes avec sa famille, ses amis, l'école et les activités quotidiennes. Il s'accroche alors au virtuel numérique et à la fiction qu'il retrouve dans les espaces en ligne, dans une tentation de lutter contre des changements psychologiques assez importants où corps et psyché sont fortement sollicités. Face à ces grands changements, nous pouvons observer l'investissement important du monde numérique : « *Quand je suis derrière mon écran, personne ne voit mon apparence physique. Les gens ne perçoivent que mon avatar ou mon pseudo. Ça me permet aussi d'oublier les changements que mon corps est en train de subir et de me concentrer sur les échanges avec d'autres individus.* ». *(Quentin)*

En, effet, selon Tordo (2016), les espaces numériques offrent la possibilité de se représenter dans les différents espaces des réseaux sociaux tout en laissant des traces par la manipulation de la matière numérique (selfies, *likes*, etc.). L'anonymat en ligne permet à Quentin de jouer de son apparence physique, privilégiant ainsi l'avatar ou le pseudo comme la première forme d'identification lors de ses interactions numériques. Cette pratique lui offre une liberté d'expression accrue, débarrassée des inhibitions et des pressions sociales souvent associées à son image corporelle. En se concentrant sur les échanges et les interactions avec les autres, Quentin peut explorer et exprimer ses idées et ses sentiments de manière plus directe et authentique, ayant l'impression de ne pas être entravé par des jugements basés sur l'apparence. De plus, cette mise à distance des changements physiques personnels lui permet de se concentrer sur la qualité des relations et sur le contenu des échanges. Et il se retrouve devant une diversité de personnes avec qui il peut tisser des liens et échanger. Cette diversité, selon Stora (2004, p.73) lui procure « *une impression de légèreté corporelle et de puissance* ». De ce fait, l'adolescent se sert du numérique pour construire son Moi et explorer ses limites. Quentin rajoute : « *Mon apparence physique n'est plus questionnée et le regard des autres, qui n'est plus présent, m'angoisse plus... je me sens capable de m'exprimer et de m'affirmer ouvertement. Ma confiance en moi n'est plus liée à mon image changeante, mais plutôt à mes échanges, mes likes et mes followers. Je me sens plus épanoui dans ce monde où les autres ne perçoivent plus cette personne que moi-même je n'apprécie plus* ».

Cette immersion dans le monde numérique, où Quentin façonne son identité sans les contraintes liées à son apparence physique en mutation, résonne avec les observations de Tisseron (2012,

p. 105) sur l'utilisation précoce des réseaux sociaux par les jeunes. Il explique comment ces plateformes permettent aux jeunes de naviguer facilement entre différentes communautés en ligne, où ils peuvent explorer divers aspects de leur identité. Pour eux, la vie devient une série de scènes de théâtre où ils doivent constamment changer de rôles, de scénarios et de décor, jonglant entre leurs relations dans le monde réel et celles qu'ils entretiennent dans le monde numérique virtuel. Nous retrouvons aussi cela dans le discours de Sandrine, qui arrive à adapter son usage du numérique en fonction de ses difficultés et besoins : « *Je retrouve un certain épanouissement quand j'arrive à manipuler le virtuel en fonction de mes besoins, ce qu'il est impossible de faire dans le monde réel. Je peux rejoindre un groupe sur Facebook ou suivre un compte sur Instagram selon mes envies et besoins. Je peux rejoindre un groupe de personnes qui parlent d'un certain sujet, ou quitter une page dont les propos ne me conviennent pas. J'arrive à projeter dans ces espaces les différents sentiments que je ressens et j'arrive à me retirer quand je veux, sans que cela ait un impact sur mes réactions, contrairement au monde réel où tout est jugé...* »

Ainsi, le numérique devient un espace où l'adolescent s'autorise à exprimer ses sentiments et opinions de manière plus libre et contrôlée. En effet, selon Suler (2004), repris par Tordo (2015, p. 85), « *les internautes disent des choses dans le cyberespace qu'ils ne diraient pas dans le monde physique. Ils s'expriment plus ouvertement, mais ils sont aussi plus facilement désinhibés* ».

Séduire à l'adolescence à l'aire du numérique : une quête avant tout narcissique ?

> « *C'est beaucoup plus simple de cacher mes boutons avec une photo, être derrière un écran ou une photo est plus rassurant pour moi que de le rencontrer en vrai !* »
>
> Sandrine

Rappelons qu'à l'adolescence, les parents ne peuvent plus être objets de satisfaction libidinale immédiate, du fait des fantasmes œdipiens réédités. L'adolescent doit alors se tourner vers un objet inconnu (adéquat) dont le désir reste une énigme (Marcelli, 2012). L'adolescent sera mené à tisser des liens et à construire des relations objectales adultes — génitales, à la suite du détachement relatif des objets primaires et de la création de nouveaux liens avec eux. Du fait du processus pubertaire, l'adolescent cherche à séduire l'autre et à être séduit par lui.

D'après Mansour et Haza (2022), les adolescents interagissent via le numérique par le biais d'un nombre important de canaux d'échanges, comme les textes, les photos, les vidéos, les émoticônes, les logos, etc. Mais l'image reste privilégiée par l'adolescent, parmi tous ces canaux d'échanges. Cela semble dû à l'importance du paraître et de la séduction. Quentin parle de ses difficultés à plaire aux filles dans son école et il dit que cela peut être lié à son poids ou son nez qui lui paraît trop gros : « *Je pense que je ne suis pas très attirant et que mon apparence physique ne plait pas aux autres. Cela touche à ma confiance en moi et je n'ose pas m'approcher des autres filles ou de prendre l'initiative. Alors que, par Internet, je peux facilement discuter avec des filles et même initier des conversations. J'ai quelques photos que j'utilise sur lesquelles je me retrouve beau ou moins moche que dans la réalité* ». Dans ce contexte, il est pertinent d'évoquer la notion freudienne de *« l'inquiétante étrangeté »* (das Unheimliche), introduite par Freud (1919). Ce concept décrit des situations où ce qui est familier devient soudainement étrange et perturbant, souvent en lien avec des transformations inattendues ou des altérations de l'apparence. Appliqué aux images modifiées sur les réseaux sociaux, il souligne comment les ajustements numériques peuvent rendre les individus méconnaissables ou créer une dissonance entre leur apparence en ligne et leur réalité physique. Ces transformations numériques peuvent ainsi refléter les complexités de ce processus pubertaire en amplifiant les questions liées à l'identité et à l'image de soi.

L'adolescent cherche alors à séduire l'autre par le biais d'images qu'il partage entre eux. Selon Maïdi (2012, p. 19), « *l'adolescent est sur le qui-vive par rapport au "miroir vivant" du regard d'autrui. À travers celui-ci, il cherche à être vu, à être "bien" vu* ». Aussi, le regard porté par les autres internautes sur ces images est notamment perçu à travers le nombre de likes, de commentaires ou d'abonnés. Ainsi, les adolescents ont recours à la séduction à l'ère du numérique pour susciter l'admiration, l'attirance et l'amour chez l'autre envers eux, dans une quête narcissique qui ne dit pas son nom. Ainsi, l'adolescent peut s'appuyer sur son image virtuelle qu'il renvoie à l'autre, pour le séduire et l'attirer vers lui. D'après Tisseron et Tordo (2014), nous pouvons dire que le numérique favorise une « *séduction virtuelle numérique* » dans la mesure où la séduction se base sur des textes, des images et des symboles, qui amènent à la création fantasmée, anticipée, de l'image de l'autre.

Durant notre entretien, Quentin explique comment le numérique lui a permis de rentrer plus facilement en contact avec d'autres personnes : « *Heureusement que le virtuel existe, ça me permet de tisser des liens avec des personnes en m'appuyant sur l'image que j'envoie pour les séduire. Mais je ne sais pas comment faire quand le temps de se rencontrer en vrai arrive... Je me confonds entre ces deux images de moi et je n'ai aucune confiance en mon image réelle* ».

Daure (2022) parle des éléments de la rencontre qui s'inversent. Les prétendants établissent une intimité avant même de se rencontrer physiquement. Des heures de messages ou d'appels peuvent créer un engagement solide ou, à d'autres moments, conduire à une désillusion. Ainsi, Quentin parle des applications en général, mais précisément d'Instagram, sur laquelle la représentation de soi est générée par l'affichage de photos, donnant une grande importance à l'apparence physique. Quentin rajoute : « *Je ressens parfois que j'ai deux identités différentes, celle du monde réel où je n'ai aucune confiance en moi et celle du numérique, mon compte Instagram par exemple, ou mon Snapchat, où les gens s'intéressent à mes randonnées, mon chien et mes photos que je choisis précieusement, bien sûr. Je pense que tout le monde est pareil aujourd'hui, on a tous deux identités différentes qui oscillent entre le réel et le virtuel.* »

Nous percevons une certaine ambivalence chez Quentin. D'une part, il apprécie la facilité de parler aux filles en ligne sans se soucier de son apparence physique. D'autre part, il ressent une inquiétude liée à la manière dont sa dépendance au monde virtuel affecte ses interactions et ses relations personnelles, notamment en termes de développement psychoaffectif : *« C'est vrai que je me sens à l'aise quand j'arrive à initier une conversation avec n'importe quelle fille sur les réseaux sans vraiment m'inquiéter du rejet qui peut être lié à mon apparence physique. Mais, en fait, cela ne résout pas le problème, car physiquement je suis qui je suis. Je me retrouve en difficulté quand je suis devant une fille au lycée ou en sortie avec les amis. J'ai l'impression de devenir dépendant de ce monde virtuel... ».*

Au cours de notre entretien, Sandrine parle aussi de la différence qui existe entre les rencontres dites réelles et les rencontres virtuelles : « *Toutes mes amies sont sur des sites de rencontres ou des applications. Je le suis également. Derrière l'écran, je me sens plus à l'aise, en confiance et en sécurité. J'ai l'impression d'être toute-puissante en choisissant quelle photo envoyer ou quelle vidéo postuler sur mon compte Instagram. J'arrive à manipuler la réalité dans ce monde virtuel. Mais j'ai l'impression aussi que la rencontre en vrai devient de plus en plus compliquée, car parfois je me demande si mon image réelle est bel et bien celle que je présente sur les réseaux sociaux* ».

Sandrine exprime se sentir puissante et confiante dans le monde numérique virtuel des rencontres en ligne et des réseaux sociaux, où elle peut choisir soigneusement les photos à partager et contrôler la perception qu'elle donne aux autres. Cette capacité de manipulation de la réalité numérique offre un sentiment de sécurité et d'autocontrôle, contrastant avec les défis et les incertitudes rencontrés dans les rencontres face à face. Cependant, cette facilité apparente de contrôle soulève des questions plus profondes sur l'altérité et l'authenticité de l'image projetée en ligne par rapport à la réalité physique authentique. Sandrine reconnaît que cet écart peut susciter des interrogations sur sa véritable représentation de soi et sur la manière dont elle est perçue par les autres dans les interactions hors ligne. Cette dissonance entre le virtuel et le réel met en lumière les défis internes associés au pubertaire, où les adolescents peuvent éprouver des conflits entre leurs désirs d'affirmation en ligne et leurs besoins d'acceptation dans le monde réel.

La question d'altérité devient ainsi importante dans ce contexte, car elle interroge non seulement la présentation de soi sur les plateformes numériques, mais aussi la façon dont cette représentation impacte les relations interpersonnelles. L'écart entre l'image virtuelle et la réalité physique pose des défis identitaires et sociaux, remettant en question la sincérité et la compréhension mutuelle dans les interactions humaines contemporaines.

Lorsque l'objectif principal devient de séduire et d'impressionner les autres en ligne, il peut en résulter une tendance à privilégier la forme sur le fond, l'image idéalisée sur la réalité vécue. Ainsi, la séduction en ligne souvent orientée vers l'auto-séduction narcissique se focalise principalement sur la mise en avant et la valorisation de soi-même, ce qui peut parfois emporter l'attention des véritables connexions émotionnelles avec autrui.

Frustrations entre séduction virtuelle et désirs charnels
« Le virtuel me facilite beaucoup les échanges et le partage d'images et même de vidéos. Je peux manipuler l'éclairage de la chambre, ou le reflet du soleil avec les filtres proposés par les applications, ce qui me permet d'avoir un certain contrôle sur mon corps ainsi que les changements désagréables qu'il est en train de subir. La séduction devient alors beaucoup plus simple et facile, et j'ai l'impression qu'on se prépare avant de se rencontrer en vrai. J'ai l'impression qu'en cas de rejet, cela se fait virtuellement et aura moins d'impact sur moi. J'ai l'impression que le virtuel me permet d'avoir l'accord de l'autre avant notre rencontre ».
Sandrine.

L'usage de ces différents médias révèle des variations concernant l'implication des corps des adolescents dans les relations numériques établies, qui évoluent de différentes manières et en fonction de modalités multiples, entre l'échange écrit, l'échange verbal et la visio. Ainsi, la relation serait plus « incarnée » avec l'usage de la visio, par rapport à l'échange verbal en ligne ou écrit. Tel que Sandrine le décrit, le numérique rend possible l'échange de regards et de dialogues simultanés, favorisant le développement de la rencontre. Cependant, Sandrine évoque bien dans son discours le manque du rapport sexuel, et nous signifie que cela a pu créer une certaine frustration entre elle et son copain : « *Mais au bout d'un certain moment, je ressentais beaucoup de limites aussi. J'ai toujours envie d'un contact physique, d'un bisou, d'un câlin. Cela n'est pas du tout possible, le charnel est toujours absent et cela suscite beaucoup de frustrations en moi et en lui. Je me retrouve parfois en train de cacher certaines facettes de mon identité ou de mon apparence, mais, en même temps je me retrouve prisonnière de cet espace virtuel sécurisant et frustrant à la fois* ». Les outils numériques, par leurs différents aspects et moyens, leur ont permis de créer un espace d'échange, de séduction et de sexualité, sans avoir recours à la rencontre réellement. Durant l'entretien, Sandrine nous a bien précisé qu'elle n'a pas encore eu de rapport sexuel, et que ce manque a pu créer une frustration chez son partenaire d'une part, qui demande de la rencontrer, et chez elle d'autre part, qui s'inquiète qu'il la quitte pour chercher l'intimité physique « ailleurs ». Quentin nous précise également : « *Même si le virtuel me protège de la rencontre et des angoisses liées aux changements physiques en raison de la puberté, je commence à me sentir un étouffement, car plus je m'engage dans ce monde virtuel et je m'appuie sur cette image que moi-même j'ai créé, moins je me sens capable de différencier entre mon identité réelle et mon identité virtuelle... et ça me fait peur, car je me retrouve plus...* ».

Nous pouvons constater que l'absence de rencontre réelle et physique chez ces adolescents a complètement changé la qualité ainsi que le cadre de leurs rencontres. L'échange avec les autres est plutôt basé sur la communication et la séduction numérique virtuelle. Ils se sont trouvés face à une relation où ils doivent communiquer, échanger et découvrir de nouvelles facettes de leurs identités. Ils cherchent à séduire et à être séduits par l'autre, ils prennent conscience de leurs désirs sexuels et éprouvent de la frustration lorsque ces désirs ne sont pas satisfaits. Quentin revient aussi sur ses ressentis sexuels et émotionnels dans son discours : « *J'avoue que ce n'est pas toujours agréable de rester derrière un écran. D'une part je suis à l'aise de ne pas me retrouver réellement avec telle ou telle fille, mais au bout d'un certain moment, les échanges virtuels perdent leur valeur et je ressens le besoin de charnel et du contact physique. Cela peut être vraiment frustrant, car ça nous pousse dans nos limites. Je me retrouve vouloir franchir cet espace virtuel, mais freiné en même temps par la sécurité que je me suis construite dedans. Je pense qu'il y'a toujours cette peur d'être rejeté par l'autre personne à la suite de la rencontre réelle* ».

À l'adolescence, l'exploration de la sexualité est souvent entremêlée de fantasmes et d'interactions virtuelles qui permettent aux jeunes de tester leurs désirs, d'expérimenter la séduction et de découvrir de nouvelles facettes de leur identité sexuelle. Les plateformes numériques offrent un espace relativement sécurisé pour cette exploration, permettant aux adolescents de créer des connexions et d'exprimer leur sexualité de manière contrôlée.

Cependant, comme le souligne Quentin, cette expérience virtuelle peut éventuellement atteindre ses limites. Le désir de passer à une rencontre physique concrète devient alors pressant, marqué par une volonté d'explorer et de concrétiser les sentiments et les interactions jusque-là restés virtuels. Cette transition implique souvent une confrontation avec la réalité physique et émotionnelle, où les attentes construites en ligne peuvent être confrontées à la complexité et à la spontanéité des interactions en personne.
Ainsi, cette dynamique reflète non seulement la recherche d'authenticité et d'intimité dans les relations, mais aussi la transition entre le monde fantasmatique du virtuel et l'expérience tangible et corporelle de l'acte sexuel.
Ce passage du fantasme à l'acte est un thème propre à l'adolescence, où l'accès au génital permet aux adolescents

d'explorer et de construire leur identité sexuelle. Ils apprennent à connaître leur propre corps ainsi que ceux de leurs partenaires, développant une compréhension de leurs désirs sexuels et émotionnels et contribuant à la formation de leur propre identité sexuelle. Aussi, c'est bien cette possibilité-là de passage au charnel qui paraît manquante dans les propos des adolescents centrés sur des rencontres en ligne.

Pour conclure.

De nos jours, la présence du numérique chez les adolescents est devenue quotidienne et se retrouve dans leurs liens aux pairs et relations amoureuses. En parallèle des sorties et rencontres dans son environnement, l'adolescent fait entrer le monde vers lui, via les outils numériques. Notons que la distance physique n'est pas nécessaire pour employer le numérique : l'adolescent peut envoyer des messages Internet à un pair alors qu'ils sont dans le même espace.

Notre réflexion sur les rencontres numériques illustre la complexité des processus relationnels entre les adolescents, vus à travers le prisme des réseaux numériques. Aujourd'hui, comme les cas de Sandrine et de Quentin l'illustrent, ces rencontres peuvent se faire via le numérique. Ces derniers ont pu utiliser la médiation du numérique dans leur rapport avec les autres. Leurs échanges dans cet espace numérique leur ont permis de soutenir et de faire évoluer leurs échanges.

Il est important de dissiper l'idée erronée selon laquelle les adolescents d'aujourd'hui se contentent du numérique. D'après Haza et Barsi (2021), l'usage exclusif des écrans pour tisser et développer des relations sociales ne comble pas les adolescents, et peut entraîner même du mécontentement et du déplaisir. Contrairement à la perception souvent répandue chez les adultes, les relations basées sur des échanges de photos ou de vidéos ne comblent pas pleinement les besoins émotionnels et sexuels des adolescents, même lorsque la dimension physique est intégrée, comme dans le cas de la masturbation. Comprendre les enjeux des interactions numériques des adolescents nécessite une reconnaissance de la complémentarité nécessaire entre le virtuel et le réel. En réalité, le contact charnel demeure une composante essentielle pour maintenir des relations significatives chez les adolescents, contredisant ainsi les représentations souvent simplistes des adultes sur la nature des interactions adolescentes dans le monde numérique actuel. À l'adolescence, les fantasmes sexuels cherchent en effet à se jouer sur la scène du réel.

Bibliographie

De Calan, D. et al. (2009). *Virtuel.* Dans Le Robert illustré et son dictionnaire Internet. Paris : Millésime (2015).

Daure, I. (2022). De la rencontre virtuelle à la relation : l'impératif de faire couple. *Le Journal des psychologues*, 397, 14-14.

Dubasque, D. (2019). Chapitre 1. Qu'est-ce que le « numérique » ? Regards sur le champ lexical qui l'accompagne. Dans : D. Dubasque, *Comprendre et maîtriser les excès de la société numérique* (pp. 17-22). Rennes : Presses de l'EHESP.

Freud, S. (1919). Das Unheimliche. *Imago, 5* (1), 5-109.

Godart, E. (2016). Je selfie donc je suis : Les métamorphoses du moi à l'ère du virtuel. Paris : Albin Michel, 209p.

Gutton, Ph. (2008). *Le génie adolescent*. Odile Jacob.

Gutton, Ph. (1991). *Le pubertaire*. Quadrige, P.U.F. (2013).

Haza, M. & Barsi, A. (2021). Au-delà du principe de plaisir : quand l'écran sature le sujet gamer. *Psychologie & Éducation,* 4, 55-67.

Lacan, J. (1966). *Écrits.* Éditions du Seuil.

Mansour, Z. et Haza, M. (2022). Espaces numériques : une opportunité de rencontre non charnelle pour les adolescents ? *Le journal des psychologues*, 397, 32-35.

Maïdi, H. (2012). *Clinique du narcissisme. L'adolescent et son image*. Armand Colin.

Marcelli, D. (2012). *Le règne de la séduction. Un pouvoir sans autorité.* Paris : Albin Michel.

Stora, M. (2004). Addiction au virtuel : le jeu vidéo. *Adolescence*, 22, 1, 67-75.

Suler, J. (2004). The Online Disinhibition Effect. *CyberPsychology and Behaviour*, 7, 3, 321–326.

Marty, F. & Missonnier, S. (2010). Adolescence et monde virtuel. *Études*, 413, 473-484.

Sylvain, M., & Hubert, L. (Dir.). (2003). *Le virtuel : La présence de l'absent*. Éditions EDK.
Tisseron, S. (2012). *Rêver, virtualiser, fantasmer*. Dunod.
Tisseron, S. & Tordo, F. (2014). Présentation. Le virtuel, pour quoi faire ? Regards croisés. *Psychologie Clinique*, 37, 5-12.
Tordo, F. (2016). *Le numérique et la robotique en psychanalyse : Du sujet virtuel au sujet augmenté*. Paris : L'Harmattan.
Tordo, F. (2015). Séduire à l'ère du numérique : une séduction polymorphe à l'adolescence. *Enfances & Psy*, 68, 83-92.
Tordo, F. (2014). Le virtuel psychique, une anticipation en tension vers l'actualisation. *Psychologie Clinique*, 37, 25-37.
Turkle, S. (2011). *Alone Together: Why We Expect More from Technology and Less from Each Other*. ReadHowYouWant.com, Limited.

L'adolescence dans l'œuvre de S. Freud (1894-1899) : d'une étiologie organico-sexuelle à la découverte de l'infantile

Houssier F., Chevalier J., Bonnichon D., Brault A., Haidar H.[1]

À la suite de l'exploration des deux premiers tomes des œuvres complètes de S. Freud, nous poursuivons la façon dont l'auteur fait vivre l'adolescence, que ce soit sur le plan clinique ou théorique. Suivant le fil de notre méthode d'investigation des termes récurrents dans l'index des notions utilisées, soulignons la récurrence de termes comme « masturbation » et son équivalent « onanisme », « maturité sexuelle », « pollutions » ou encore « puberté ». Termes auxquels on peut ajouter ceux qui sont en contact avec l'adolescence et son processus : « scènes sexuelles de la puberté », « angoisse virginale », « défloration », le tout annonçant un tome particulièrement chargé en significations concernant l'adolescence.

Nous trouverons conjointement des éléments décisifs précisant nombre de concepts psychanalytiques, dégageant progressivement l'horizon d'un corpus théorique conséquent ; si la recherche étiologique est encore prégnante, elle s'estompe

---

[1] Florian Houssier, psychologue clinicien, psychanalyste, président du Collège International de l'Adolescence (CILA), Directeur de la Collection « Expériences psychanalytiques » aux Éditions Ithaque, Professeur de Psychologie clinique et Psychopathologie, Unité Transversale de Recherches : Psychogenèse et Psychopathologie (UTRPP – EA 4430), Université Paris 13, Villetaneuse, Sorbonne Paris Nord.

Julie Chevalier, psychologue clinicienne, docteure en psychologie clinique et psychopathologie, membre du CILA.

Delphine Bonnichon, maître de conférences en psychologie clinique à l'Université Catholique de l'Ouest, Laboratoire RPPSY (EA4050) et membre associé du Laboratoire PCPP (UR 4056), Université Paris Cité, et membre du CILA.

Anthony Brault, psychologue clinicien, psychanalyste, maître de conférences en psychologie clinique, Université Paris Cité, CRPMS, F-75013 Paris, France, et membre du CILA.

Haya Haidar, psychologue clinicienne, psychanalyste, maître de conférences à l'Université Toulouse Jean Jaurès (LCPI - EA 4591), Membre du Collège International de L'Adolescence (CILA).

progressivement pour laisser la place à une véritable psychosomatique du symptôme adolescent, ou encore à la multiplicité de symptômes au sein d'une problématique hystérique littéralement collée à l'adolescence. Au sein de ce véritable champ de mines, composé de moult vignettes cliniques, nul hasard de voir s'inviter la psychose, que ce soit dans des moments psychotiques ou que cela inaugure une reddition psychotique de grande ampleur.

Mouvements psychotiques à l'adolescence

Dans le texte sur « Les névropsychoses de défense », Freud (1894) explore une névrose de contrainte « vraisemblablement de nature typique » (Ibid, p. 12) en mettant l'accent sur l'impact d'auto-reproches obsessionnels liés à la pratique masturbatoire. Ces reproches aboutissent, chez une toute jeune fille, à une auto-accusation auprès de ses parents de forfaits qu'elle imagine avoir commis par influence externe : lire un article sur des faux-monnayeurs ou sur un meurtre la convainc ainsi qu'elle a perpétré le même crime. Freud évoque alors une « psychose par simple accroissement » ou par « terrassement » (Ibid, p. 13), ce dont on peut déduire une augmentation de la pratique masturbatoire à la suite d'un bal, le terrassement renvoyant à la sédition du moi face à l'intensité du conflit. La jeune fille étant consciente de l'absurdité de ses auto-reproches, il n'est pas question de conviction délirante, mais plutôt d'un clivage du Moi au service d'une névrose de contrainte. Déjà, le voisinage entre une position psychotique et la névrose obsessionnelle émerge, sans prise en compte de ce que l'adolescence provoque, suggérant l'impossibilité d'imposer l'idée d'une « structure » diagnostique à l'adolescence. Le traitement par hypnose implique quelques mois de thérapie ainsi qu'une surveillance « la plus stricte » (idem), ce qu'on peut traduire ici par un souhait d'empêcher la pratique masturbatoire, ce qu'il confirme dans l'article « Obsessions et phobies » au cours duquel il semble reprendre ce cas en indiquant : « Elle fut guérie par une observation scrupuleuse qui l'empêcha de se masturber » (Freud, 1895 c, p. 23).

Une autre situation[2] concerne une « toute jeune fille » (Freud, 1894, p. 15) qui s'engage dans une relation avec un jeune homme qui le lui rend mal ; les premières déceptions provoquent un premier mouvement défensif par une conversion hystérique des « expériences correspondantes » (idem), maintenant l'espoir qu'il la demandera un jour en mariage. À la suite d'une nouvelle déception cuisante, la confusion hallucinatoire s'empare d'elle : elle imagine qu'il est venu à la fête de famille, qu'il est là, qu'elle entend sa voix et, pendant deux mois, elle maintient cette illusion, heureuse. Elle se révolte lorsque son entourage tente de lui faire entendre raison, ce que Freud interprète comme une « psychose » (Ibid, p. 16) d'adolescence, découverte dans l'après-coup, dix ans après l'épisode confusionnel, grâce à un traitement par l'hypnose. Ce que Freud compare à la psychose d'une mère qui a perdu son enfant et hallucine sa présence vivante en berçant un bout de bois semble ici plus mobile : ce passage confusionnel n'est pas sans rappeler le surinvestissement de la rêverie davantage qu'une confusion hallucinatoire, l'adolescente se répandant en fantasme (Freud, 1905) pour compenser hystériquement la dépression, la blessure narcissique et la perte occasionnée par la défection de cet homme idéalisé. Anna O. (Freud, 1893-1895) et d'autres jeunes patientes ont fait montre de capacités hallucinatoires de compensation dans des situations de conflit interne intense, sans pour autant devenir des sujets psychotiques par la suite, suggérant la fonction limite de certaines défenses à l'adolescence, empiétant sur la distinction entre fantasme et réalité, entre acceptation de la perte d'objet idéalisé et refus du renoncement. À un moment où la distinction entre névrose et psychose n'était sans doute pas bien établie, et sans référence à une théorie de l'adolescence, Freud confirme cet aspect critique du diagnostic de psychose en ajoutant qu'il n'est pas rare « qu'une psychose de défense (Freud, 1894, p. 17) fasse irruption épisodiquement dans le déroulement d'une névrose hystérique ou mixte », indiquant ainsi la variété et le caractère mouvant des états psychiques adolescents, rabattus comme

---

[2] Selon C. Vichyn (2002), cette situation clinique concerne Emma Eckstein ; pour davantage de développement, consulter également l'article de F. Houssier (2024).

souvent sur la névrose. Lorsqu'il revient sur « Sur l'étiologie de l'hystérie » dans une note de bas de page rédigée en 1924, Freud (1896 c, p. 163) commente son texte de façon rétroactive en considérant qu'à ce moment-là de son œuvre, il ne s'était pas dégagé « de la surestimation de la réalité et de la sous-estimation de la fantaisie ».

Dans ces vignettes, l'intensité affolante des poussées pubertaires, si elle n'est pas signalée par Freud, est palpable dans ses récits ; le caractère passionnel des émois adolescents, notamment dans cette dernière situation clinique, mobilise des défenses plus ou moins archaïques telles que le déni ou encore la folie surmoïque jusqu'à l'auto-accusation.

L'hystérie des jeunes gens, ou avoir le feu au corps

Freud expose encore la situation d'une jeune fille qui, dans une salle de concert, est assise proche d'un homme qui « n'était pas indifférent à ce qu'elle ressentait » pour lui. Elle développe une rêverie érotique en imaginant être sa femme, assise à côté de lui, ce qui provoque une excitation sexuelle, que Freud compare à l'érection chez l'homme et qui s'achève par une envie d'uriner. Cette envie d'uriner devient un point phobique invalidant, la jeune fille ayant peur de ne pas pouvoir se retenir. La sensation sexuelle provoque un « violent effroi » (Freud, 1894, p. 13) et l'adolescente combat cette sensation au point de rejeter toute sexualité, hormis dans des rêveries provoquant à nouveau une véritable volupté. L'horreur de la sexualité est ainsi battue en brèche par une « hyperesthésie » (Ibid, p. 14), suggérant qu'à l'adolescence, la génitalisation de l'ensemble du corps rend les sensations érotiques extrêmement intenses, combattues ici jusqu'au sacrifice de sa vie : elle devient ainsi « incapable de toute jouissance et de tout commerce » (Ibid, p. 13). Dans l'article « Obsessions et phobies », Freud (1895 c, p. 24) présente cette « obsession de tentation ou de méfiance » sous l'angle d'un rapport de substitution entre l'envie d'uriner et la résistance contre son désir amoureux ; le langage du corps est irrigué par le conflit interne, mettant l'accent sur le déplacement, d'une représentation de désir sur le fonctionnement du corps à travers la maîtrise de sa capacité à uriner.

Au cours des onze observations cliniques courtes qui jalonnent ce texte, Freud évoque une jeune fille dégoûtée par un rendez-vous amoureux de sa mère, dégoût qui s'accompagne d'affects haineux qu'elle déplace sur les servantes de la maison. La scène concernant sa mère aimée tendrement introduit l'idée d'une rivalité œdipienne et sollicite les enjeux de séparation à l'adolescence. La répression des affects de colère — « l'état émotif s'est éternisé » (Freud, 1895 c, p. 22) à la façon d'une stase libidinale — est associée à un substitut maternel, provoquant un ralentissement moteur dans sa vie ordinaire, notamment pour faire sa toilette, envahie à ce moment-là par ses idées obsédantes.
Le corps est ainsi le siège de sensations érotiques ou haineuses décuplées par l'adolescence, provoquant l'irruption de conflits intolérables, en attente de transformations ou de fixations. Sans rabattre sur l'adolescence ce qui, dans l'esprit de Freud, relève du fonctionnement psychique des « névroses de défense » (Freud, 1894, p. 17), on constate que les trois-quarts des situations cliniques analysées dans le premier texte de ce tome sont explicitement des cas d'adolescentes ; la conclusion métapsychologique de cet article concerne le « montant d'affect », la « somme d'excitation » qui conduit aux « propriétés d'une quantité » « capable d'agrandissement, d'amoindrissement, de déplacement et de conduction, et qui s'étend sur les traces mémorielles des représentations, un peu comme une charge électrique sur la surface des corps » (Ibid, p. 17-18). Freud rattache cette dimension quantitative à sa théorie de l'abréaction sous hypnose sous influence neurologique ; pour autant, ce débordement d'excitation jouant un rôle sur les traces mnésiques ressemble de près à l'effet quantitatif par excès de la charge pulsionnelle mobilisée par la puberté, que d'aucuns considèrent aujourd'hui comme une charge à potentialité traumatique. Dans les exemples cliniques cités, le défaut de contenance face à l'excitation génitalisée et son caractère effractant sont patents. Freud utilise une dimension plus métaphorique lorsqu'il utilise la représentation d'une charge électrique sur la surface des corps, ces corps électrisés par la puberté et ses conséquences ; l'hypothèse des physiciens concernant « un fluide électrique » (Ibid, p. 18) pour rendre

compte des états psychiques variés de ces adolescentes n'est pas sans résonnance avec d'autres occurrences cliniques, comme celle de ce garçon persécuté par des picotements aux testicules (Freud, 1900), ayant le feu au corps. Sur un plan métaphorique encore, Freud (1898 a, p. 235), évoque le « déchaînement » des pulsions sexuelles à l'adolescence.

Déplacement des sensations corporelles

Freud relie l'hystérie de conversion et la conversion de sensations corporelles ; ainsi les muscles rhumatisants sont-ils finalement associés à la névrose d'angoisse, Freud établissant alors un pont entre des sensations organiques et leur substrat fantasmatique névrotique, ou encore une tendance à l'hallucination dans la névrose d'angoisse. Celle-ci émerge comme l'origine de toutes sortes de troubles somatiques, Freud maintenant par ailleurs le caractère héréditaire de ces affections névrotiques pour mieux explorer plus avant la dimension psychique de la névrose. Freud (1895 b, p. 41-42) aborde l'étiologie de la névrose d'angoisse en distinguant les hommes des femmes ; pour celles-ci, il cite en premier l'angoisse « virginale » ou « des adolescentes » face à la découverte problématique avec la sexualité post-pubère révélant ce qui était voilé, une information ou une lecture représentant autant d'agents provocateurs d'une névrose d'angoisse « qui, presque de manière typique, se trouve combinée avec l'hystérie ». Il complète cette théorie en proposant que la connexion entre l'excitation somatique et les groupes de représentation correspondants ne sont pas encore suffisamment développés. On retrouve ici une dimension quantitative associée à une immaturité psychique : l'intensité somatique n'est pas encore suffisamment reliée à la capacité à penser sa vie fantasmatique, cette insuffisante maîtrise de l'excitation sexuelle étant un autre agent provocateur de la névrose.
Dans un autre registre, lorsqu'il explore les problèmes migraineux, Freud confirme la théorie du déplacement au sens de la conversion hystérique. Il est question d'une « jeune dame » dont le mal d'estomac n'est pas reconnu médicalement comme une migraine ; les nausées qu'elle ressent sont suivies de

vomissements, symptômes apparus « peu de temps après la puberté » (Freud, 1895 j, p. 100-101). La migraine céphalique devient une migraine dorsale qui est sensible à des aspects psycho-affectifs. L'adolescence permet de penser le déplacement et la création de symptômes par l'utilisation de symptômes corporels qui n'ont rien à voir avec le conflit psychique d'origine. Dans son texte « Neurasthénie et "névrose d'angoisse" », la névrose d'angoisse devient le nouveau grand ensemble incluant la névrose anxieuse, l'hystérie et les phobies, tout en se dégageant (un peu) de la neurasthénie. L'étiologie de cette dernière ne fait plus guère de doute pour Freud (1896 a) : un trop fréquent usage de la masturbation et/ou des pollutions spontanées sont responsables de la neurasthénie, soit autant de décharges pulsionnelles sans objet à l'adolescence, sources d'épuisement et de diverses affections psychosomatiques. La lecture de ce texte donne l'impression de tâtonnements participant de l'élaboration d'une théorie encore prise dans les rets de la symptomatologie organique, Freud combinant plusieurs sources étiologiques entre elles comme un chimiste jouant avec ses éprouvettes.

Impact du monde externe sur l'éclosion de la névrose à l'adolescence

La répression de la vie sexuelle ou de ses représentations est prégnante dans le texte « Obsessions et phobies » ; l'exemple d'un étudiant obsédé par des fautes imaginaires est relié à la pratique masturbatoire. Ses fantasmes meurtriers ou sexuels sont notablement intra-familiaux : déflorer sa sœur, tuer sa cousine, voire incendier une maison. L'émergence de fantasmes masturbatoires pubertaires à thème incestueux rend plus explicite l'interdit de la masturbation du précédent exemple de la jeune fille s'auto-accusant de crimes imaginaires : cet interdit vise à contenir et à restreindre le surinvestissement du fantasme incestueux et le risque de sa fixité dans le temps, faisant barrage à la trouvaille de l'objet extra-familial. Freud (1895 b) reprend cette situation clinique dans son texte « Neurasthénie et "névrose d'angoisse" » pour distinguer la plainte symptomatique — ici le surmenage lié aux examens — des motifs latents : il met en tension la plainte logique de maux de tête ou l'absence

d'obligation de surmenage pour les confronter à la situation sentimentale du jeune homme : depuis trois ans, il est amoureux d'une jeune fille « comme il faut » (Ibid, p. 48), et craint les rapports sexuels qui pourraient la mettre enceinte. Cet exemple n'est pas sans résonnance avec le rêve de « pardessus » d'un étudiant exploré quelques années plus tard (Freud, 1900), mais surtout, plus proche dans la temporalité des publications, avec le cas d'un jeune nerveux neurasthénique qui, lors de son séjour dans un centre de cure hydrothérapique, renonce à la masturbation pour mieux tenter de séduire une femme. Ce qui amène Freud (1898 a, p. 228) à prendre une position plus ancrée dans le champ médico-social : il est question de restreindre les nuisances de la masturbation dès lors que les affections neurasthéniques se développent dans une société qui favorise leur essor (Ibid, p. 230). Cette proposition n'est pas sans écho avec celle d'une de ses patientes : pour Emma Eckstein, la masturbation associée à la rêverie concernerait presque la moitié de la population féminine (Vichyn, 2002).
Toujours est-il que l'idéal dont il est alors porteur est celui d'une vie sociale où il serait possible de parler de sexualité, notamment à son médecin, comme en témoigne son propos conclusif (Freud, 1898 a, p. 233) : « Il resterait encore là suffisamment de travail pour cent années à venir, au cours desquelles notre civilisation devra être à même de s'accorder avec les revendications de notre sexualité ».
Freud conclut cet article par une nouvelle avancée théorique, différenciant alors la neurasthénie des phobies logées dans un plus grand ensemble, la « névrose anxieuse » (Freud, 1895 c, p. 27). Cette névrose d'origine sexuelle ressemble de près à l'idée d'une névrose actuelle liée à toutes sortes de frustrations sexuelles propres au vécu adolescent de cette époque : abstinence (forcée ou non), excitations sans satisfaction des fiancés, et, sans doute dans une moindre mesure, rapport sexuel interrompu. Freud complète ce tableau descriptif en ajoutant, pour les femmes mariées, l'impuissance du mari, sans doute en lien avec les situations de mariage arrangé ou encore en cas d'écart d'âge important entre le mari et son épouse. Freud situe ces frustrations dans le contexte d'une société où ces situations sont légions, « principalement pour la femme » (Ibid, p. 28), favorisant la

phobie comme signe de la névrose anxieuse, le symptôme mixte phobo-obsessionnel étant un procédé protecteur venant soulager la peur, soit un acte psychique de défense contre une idée inconciliable.

Une autre vignette concernant un étudiant émerge (Freud, 1895) ; il est question d'un jeune homme flâneur (Ibid, p. 65), « sous l'éperon de la disgrâce » aux yeux de son père, qui connut un premier accès d'angoisse lors de la préparation intense de ses examens. Freud discute ici l'émergence de la névrose à la suite d'un choc psychique, proposition soutenue dans un article de L. Löwenfeld qui discute de la théorie freudienne de la névrose d'angoisse. Il remet en cause cette proposition du choc unique comme facteur causal de la névrose en évoquant des femmes qui ont connu un rapport sexuel ayant pour visée la fécondation ayant donné naissance à de nombreux enfants, mais qui sont privées de relations sexuelles entre la naissance de deux enfants. À défaut de l'histoire du sujet et de la sexualité infantile, qui viendront peu de temps après cette réponse à Löwenfeld, Freud propose l'idée d'une névrose d'angoisse congénitale sans facteur extérieur évènementiel déclenchant l'angoisse ; parmi elles, Freud relève que certaines ont connu « dans les années de jeunesse » (Ibid, p. 68) une affection hystérique perturbant la vie sexuelle.

Entrer dans la névrose

Dans le texte consacré à « L'hérédité et l'étiologie des névroses », Freud avance la théorie de la Neurotica pour modifier la représentation d'une angoisse virginale créant un choc post-pubère source d'angoisse devant l'avènement de la génitalité ; cette fois, il suggère que l'angoisse virginale n'est pas tant liée à la rencontre avec la sexualité, mais qu'elle est plutôt liée à une « expérience vécue de passivité sexuelle, dont le souvenir est éveillé lors de la première rencontre sexuelle » (Freud, 1896 b, p. 127).

La théorie de la Neurotica joue par conséquent un rôle décisif dans la découverte de l'articulation entre passé et présent comme dans l'articulation entre enfance et adolescence. Freud poursuit son propos en l'appliquant à la névrose obsessionnelle : un évènement sexuel précoce produit avant la puberté, source de plaisir contrairement à ce qui se joue pour une patiente hystérique abusée, provoque par la suite des auto-reproches liés à cette « jouissance sexuelle anticipée » (Ibid, p. 119). La puberté apparaît grâce à la Neurotica comme le seuil déclenchant de toute névrose. Le souvenir resté refoulé agit inconsciemment à la façon d'un évènement actuel au cours duquel l'adolescent est agi, passivé par cette résurgence de l'inconscient.

L'angoisse des jeunes mariées évoque un premier contact frigide avec la sexualité, qui cède dans le temps sauf dans les cas qu'il a déjà cités dans le précédent article : éjaculation précoce, impuissance, coït interrompu ou provoquant le retrait, abstinence, autant de troubles auxquels Freud ajoute les états d'excitation liés à l'émergence de la ménopause. La question de la confrontation à la sexualité post-pubère chez la jeune fille ou de l'insatisfaction sexuelle de la jeune femme est au centre de ces premières théories de la névrose.

Pour les hommes, l'abstinence, fréquente pour des raisons morales à l'époque, le dispute à la crainte que la jeune fiancée soit enceinte, provoquant une excitation frustrée ; ce dernier élément fondé sur « des relations avec ménagement sexuel » (…) « fournit les cas les plus purs de la névrose » (Freud, 1895 b, p. 43). Comment ne pas considérer que les fiancés attendant le mariage pour être plus libres sexuellement implique nombre d'adolescents, non pas en fonction de la façon dont ils sont considérés sur le plan social, mais sur le plan psychique ? Pour une majorité d'entre eux, l'accès à l'acte sexuel dépend du mariage, les mœurs de l'époque et le poids de la croyance religieuse distillant toutes sortes d'interdits moraux. De façon comparable, le coït interruptus concerne autant ces jeunes hommes que les relations maritales au cours desquelles il est question de différer un désir d'enfant. Notons également que Freud (1898 a, p. 239) établit une passerelle concernant la fin d'adolescence lorsqu'il écrit que « l'hystérie de la jeune fille revit dans l'hystérie de l'épouse » ; il propose une continuité entre l'adolescence et l'adultité, ce qui montre qu'il peut différencier les deux termes sur le plan clinique, sans pour autant analyser le passage de l'une à l'autre.

Reliant finalement ce qui concerne les deux sexes, Freud établit un lien entre la neurasthénie et la névrose d'angoisse : cesser de se masturber implique une incapacité à supporter l'abstinence, provoquant la chute dans la névrose d'angoisse, suggérant une fixation au seul investissement de la satisfaction auto-érotique débutée, à ce moment des travaux de Freud, pendant l'adolescence. Freud (1895 b, p. 55) prend l'exemple d'un homme neurasthénique qui « se fiance, s'excite auprès de sa fiancée, et voilà que s'associe à la neurasthénie une névrose d'angoisse toute fraiche ». Freud ne renoncera jamais à cette modalité d'entrée dans la névrose, impliquant un mouvement essentiel du processus adolescent, passer d'une satisfaction libidinale auto-érotique à l'objet « réel ». Si Freud sépare la neurasthénie de la névrose d'angoisse, les exemples cliniques illustrant ces deux types de névrose montrent qu'elles sont toutes deux mobilisées par l'adolescence. Freud (1898 a) suggère encore que derrière certains cas de neurasthénie se cachent une psychonévrose, la masturbation étant associée chez les jeunes filles adultes et les hommes mûrs à un « secret ressenti comme honteux » (Ibid, p. 230).

Scènes pubertaires et inceste

Dans « L'hérédité et l'étiologie des névroses » (Freud, 1896 a, p. 116), la théorie de la Neurotica articule une expérience traumatique de passivité et d'abus sexuels avant la puberté, « jusqu'à l'âge de huit à dix ans, avant que l'enfant soit arrivé à la maturation sexuelle », ce que Freud détermine comme l'étiologie spécifique de l'hystérie, tout en repérant dès 1895 son après-coup symptomatique à l'adolescence avec le cas d'Emma Eckstein. Il existe pourtant un décalage avec ce cas clinique. Ici, Freud évoque plutôt les garçons qui ont subi une séduction précoce ou brutale de la part d'une servante ou d'une gouvernante et répétant ce traumatisme avec une sœur cadette. L'adolescence réveille cette trace psychique inconsciente. « Grâce au changement dû à la puberté, le souvenir déploiera une puissance qui a fait totalement défaut à l'évènement lui-même ; le souvenir agira comme s'il était un évènement actuel », une « action posthume d'un traumatisme sexuel » (Ibid, p. 118). L'adolescence joue un rôle de détonateur des processus posthumes infantiles. Elle ne se contente pas de réactualiser, mais potentialise l'effet du traumatisme refoulé. Dans le texte « Nouvelles remarques sur les névropsychoses de défense », Freud insiste : c'est l'adolescence qui rend traumatique le souvenir d'enfance. Les expériences post-pubères sont considérées comme préparant ou provoquant l'éruption de l'hystérie en éveillant les traces de traumatismes d'enfance suscitant le refoulement ainsi qu'une déliaison des affects. L'action excitante de la reviviscence du souvenir à l'adolescence a « une action incomparablement plus forte » qu'au moment de l'évènement antérieur, « car, entre-temps, la puberté a augmenté dans une mesure incomparable la capacité de réaction de l'appareil sexuel » (Freud, 1896 b, p. 128) ; Freud maintiendra jusqu'au bout de son œuvre le caractère essentiel du facteur qualitatif dans l'émergence d'affections psychopathologiques, comme le souligne une de ses lettres à P. Federn (Houssier, Bonnichon, Blanc, Vlachopoulou, 2018).

Dans le texte « Sur l'étiologie de l'hystérie », Freud (1896 c) poursuit son propos sur la causalité hystérique en mettant en avant les expériences sexuelles de l'adolescence, avant de contredire ce propos ainsi : « Les expériences vécues traumatiques, apparemment dernières, découvertes avec tant de peine, extraites de tout le matériel mnésique, ont en commun, il est vrai, les deux caractères, sexualité et temps de la puberté, mais elles sont par ailleurs tout à fait disparates et d'inégale valeur » (Ibid, p. 159) ; Freud cite alors des traumatismes tels qu'une tentative de viol « qui dévoile (…) toute la brutalité du désir sexué » (idem) ou le fait d'avoir été témoin d'un acte sexuel des parents, ou encore des évènements dits « minimes », donnant l'impression qu'il évoque l'enfance plutôt que l'adolescence. Le point commun entre ces deux catégories de fait, soutenues par une sensibilité sensorielle particulière dans l'hystérie, rencontre une crainte de la sexualité dès l'enfance, maintenue en l'état à l'adolescence. L'expérience de l'hypnose, remise en question par Freud, constitue pourtant le socle de l'idée de remonter dans le passé pour trouver le traumatisme originel, à même de provoquer une réminiscence de ce qui a été refoulé dans l'inconscient. L'enfance apparaît alors comme la source d'émois sexuels créant au moment de l'adolescence des sensations douloureuses dans les organes génitaux, indépendamment des « scènes de la puberté » (Ibid, p. 160). Le caractère uniforme de ces expériences sexuelles infantiles est opposé à ces scènes, l'adolescence étant marquée par « la réaction anormale aux impressions sexuelles » dans l'hystérie. Les expériences sexuelles de l'enfance sont donc traumatiques, et cette fois fortes de la théorie de l'après-coup, le symptôme hystérique apparaît comme une réaction « aux expériences vécues pubertaires » (Ibid, p. 166). Toujours est-il que la question de pratiques incestueuses fait partie des sources infantiles d'affection névrotique à l'adolescence : la sexualité entre frère et sœur (ou entre cousins), débutée pendant l'enfance et parfois également pendant l'adolescence, provoque la névrose, dépassant la prédisposition héréditaire.

Se souvenir de son adolescence : l'écran infantile

La question du souvenir, générée notamment par la découverte de l'après-coup, est déjà au travail dans l'esprit de Freud (1899) lorsqu'il rédige, au même moment où il achève « L'interprétation des rêves » (1900), ce texte fondamental sur les souvenirs-couverture ; il en prépare l'élaboration. Cliniquement, nous ne reprenons pas ici le dialogue avec un patient que Freud interroge, qui n'est autre qu'un dialogue avec lui-même ; cette séquence sur le souvenir infantile des pissenlits est très commentée, comme l'introduction de souvenirs d'adolescence concernant son coup de foudre pour Gisela Fluss, dont on trouve nombre de traces dans les lettres de jeunesse (Freud, 1871-1881).
Souvent précis et d'allure insignifiante, le souvenir-écran (Freud, 1899) est défini comme une formation de compromis entre des éléments infantiles refoulés et leur défense ; le déplacement d'un souvenir ou d'une impression sur une autre caractérise la netteté de ces souvenirs qui en cachent d'autres, généralement plus anciens. Cette notion est reliée aux débuts de la psychanalyse, comme le signale l'article précédant celui sur le souvenir-écran, significatif sur le rôle de la mémoire soumise au refoulement (Freud, 1898 b). Le souvenir-écran est marqué par une époque de réveil, l'adolescence, qui réalise une retraduction plastique et visuelle d'un émoi infantile (Freud, 1899).
Dans ce modèle du souvenir, les fantasmes ou affects source de refoulement restent arrimés à des expériences infantiles. Malgré

certaines incises mettant en exergue le rôle de l'adolescence, Freud souligne la représentation-but du souvenir-écran qui a pour visée d'effacer défensivement le souvenir de l'activité auto-érotique infantile. Pourtant, dans deux occurrences, un aspect de la théorisation de Freud (1899 ; 1900) est souvent oublié : ce ne sont pas seulement les éléments historiques du passé infantile qui sont « recouverts » par l'écran d'un souvenir d'allure insignifiante, mais également des fantasmes et évènements pubertaires qui viennent se loger dans un souvenir qui fait écran. L'adolescence et ses fantasmes primaires provoquent le refoulement, le souvenir d'enfance ayant une fonction de contenant transformé, infiltré par les traces vives d'une expérience d'adolescence. Freud ajoute que le souvenir d'enfance est facilité par le plaisir de se souvenir du passé, suggérant ainsi que les souvenirs d'adolescence, eux, ne font pas l'objet d'une telle satisfaction mnésique.

Freud s'attache à la démonstration de souvenirs cachant des complexes infantiles, passant notamment par le travail de déplacement et de condensation dans un sens rétrograde. L'écran du refoulement porte sur la sexualité génitale comme sur l'infantile, sans que Freud renonce pour autant à la quête historique de l'origine infantile des conflits psychiques. Toujours est-il qu'il est question de l'érotique adolescente que Freud reprend de façon voilée dans ce texte. Et dans l'échange avec son double (Houssier, 2018 ; 2021), une hypothèse singulière émerge : ce n'est pas un souvenir d'enfance, mais un fantasme reporté rétroactivement dans l'enfance à partir de souvenirs d'adolescence, la conflictualité à vif de l'adolescence, composée notamment du choc entre les sexualités infantile et pubertaire ainsi que la résurgence d'éléments pulsionnels et fantasmatiques archaïques, pouvant ainsi être introjectés dans les souvenirs supposément infantiles. Les liens d'interdépendance entre les matériaux infantile et adolescent en sortent renforcés, même si Freud rabat la question en considérant que ce souvenir est « vrai ». Le patient en double incite Freud à réfléchir au langage symbolique que revêt le souvenir d'enfance, à savoir qu'ôter sa fleur à une jeune fille signifie la déflorer. « Quel contraste entre l'impudence de ce fantasme et ma timidité la première fois, mon indifférence la seconde ! », ajoute-t-il comme pour souligner le caractère énigmatique de cette scène infanto-adolescente. Et Freud de corroborer cette interprétation en ajoutant que le pendant de la « timidité juvénile », ce sont des fantasmes sexuels « audacieux » (Freud, 1899, p. 126).

L'« auto-patient » imaginé par Freud révèle des fantasmes grossièrement sensuels qui passent par une « allusion dans une scène d'enfance : on jette un voile, on dit la chose avec des fleurs ». Ce qui permet de passer par un souvenir infantile pour montrer que le sexuel génitalisé se replie dans ce souvenir « innocent » alors que l'adolescent est soumis à des fantasmes « d'agression sexuelle », soulignant par rebond la spécificité et l'intensité des fantaisies sexuelles à l'adolescence. Sans l'adolescence et la nouveauté des fantasmes liés à l'émergence de la génitalité, le fantasme de défloration, analysé par Barbara Rocah (2002) comme un fantasme de viol, pourrait-il prendre une telle consistance ? Le fantasme infantile des pissenlits est par conséquent infiltré par ce fantasme post-pubère. L'hypothèse d'une adolescence qui donne sens à l'infantile grâce à l'éclairage pubertaire donne une perspective plus forte, plus vive. Le fantasme des pissenlits inclut une dimension homosexuelle et bisexuelle qui peut être interprétée comme typique de la sexualité sadique passive chez la fille et active chez le garçon à l'adolescence. Freud (1899) souligne que son souvenir d'enfance avec son neveu John et sa cousine Pauline n'est que l'écran d'un violent désir sexuel adolescent, envisageant un fantasme impliquant un déplacement temporel, reporté rétroactivement dans l'enfance. Dès lors, certains souvenirs d'enfance ont pour fonction de masquer le caractère violent des souvenirs et fantasmes d'adolescence. Cette théorie semble aujourd'hui abandonnée, ou rarement citée et explorée ; est-elle pour autant dépassée ? Cette articulation entre l'infantile et le pubertaire, pourtant relevée par Freud à plusieurs occasions, est-elle désormais surannée, car attachée à la période des débuts de la psychanalyse ? Certaines cures reprennent pourtant cette proposition : un adulte évoque un souvenir d'enfance qui, grâce au travail associatif, révèle une cachette libidinale, à savoir des fantasmes sexuels et/ou meurtriers de l'adolescence.

Si une trace mnésique d'enfance a été « retravaillée » dans l'après-coup de l'adolescence, c'est l'ensemble des

représentations concernant la mémoire qui gagnerait à être revisité pour mieux saisir l'importance de se construire un passé à l'adolescence (Aulagnier, 1989). Certains souvenirs d'enfance portent ainsi la trace du travail de transformation psychique propre au processus adolescent.
A. Green a proposé que tout souvenir d'enfance pouvait être considéré comme souvenir-écran, avant de souligner la singularité du souvenir-écran au sens restreint du texte de Freud de 1899, fruit de son auto-analyse. Ni réminiscence, ni reviviscence, ce souvenir mélange en un ensemble « qui se donne comme une unité temporelle apparemment cohérente des "pans" de mémoire appartenant à des époques différentes […] en manteau d'Arlequin, exemple même du temps éclaté » (Green, 2000, p. 53). Rêverie tournée vers le passé, souvenir « retro-postérograde » impliquant trois « couches » temporelles (enfance/adolescence/adulte), la théorie freudienne envisage incontestablement une temporalité anti-chronologique, en contact avec la vie inconsciente.

Conclusion

Dans ce tome 3 des œuvres complètes de S. Freud, on voit poindre les avancées de la théorie psychanalytique à travers l'entrelacement des textes qui se répondent, se prolongent, font travailler les concepts et autres évolutions de sa pensée. Cette période de l'œuvre de Freud constitue un gap théorique essentiel : l'émergence des termes « psychanalyse » ou « psychothérapie psychanalytique », le passage des théories adolescentes prises dans une psycho-sexologie concrète à la prégnance de la sexualité infantile, l'introduction plus franche de l'inconscient, de la dimension source de la névrose du traumatisme et de ses liens avec la problématique incestueuse, convergent dans une direction : dès lors que des concepts essentiels de la constitution du corpus psychanalytique émergent, la recherche de l'étiologie de la névrose s'en trouve considérablement modifiée. D'une théorie causale du symptôme qui insiste dans les névroses actuelles, Freud relègue l'adolescence à un temps de réaction au traumatisme infantile, à ceci près que celle-ci reste dominante dans sa dimension de

déclencheur quantitatif de la névrose, notamment via la pratique excessive de la masturbation.
Le traumatisme est envisagé comme suivant le temps diphasé de la sexualité humaine : pendant l'enfance par l'évènement sexuel, au moment de l'adolescence par la puissance de passivation du traumatisme remobilisé. L'adolescence a une fonction de réveil du souvenir et « constitue la seule éventualité psychologique pour que l'action immédiate d'un souvenir surpasse celle de l'évènement actuel » (Freud, 1896 a, p. 118). L'adolescence conditionne la prédominance de la qualité psychique du souvenir sur la vie actuelle et ses conditions, jusqu'ici essentielles dans l'émergence de la névrose ; l'importance des évènements de l'enfance, avant que l'infantile ne devienne l'essence même du conflit dans l'œuvre de Freud, commence à creuser un sillon dont Freud ne se départira plus.
Incontestablement, comme le suggère notamment le cas d'Emma Eckstein (Freud, 1895), la clinique de l'adolescence représente un pousse-à-la-théorie dans cette fin de période pré-analytique, à la condition que l'adolescence ne soit pas un champ isolé d'investigations théoriques pour lui, l'élucidation des névroses étant le fer de lance de ses explorations. On trouvera davantage de tentatives de théorisations de l'adolescence dans sa correspondance avec W. Fliess (Houssier, Haidar, Brault, Bonnichon, 2024) débutée en 1887, reléguant ce mouvement de théorisation potentielle de l'adolescence à la marge de ses textes « officiels ». Est-ce représentatif de la place donnée à l'adolescence, à la marge et plus secrètement, pour ne pas gêner l'investissement de l'élucidation des névroses et de la psychopathologie ? Toujours est-il que la clinique des jeunes gens, posée comme un choix quant aux récits cliniques exposés, l'intéresse probablement davantage que celle de l'adulte ; les conflits sont à ciel ouvert, moins tamisés que dans certaines névroses aux formations de compromis moins brûlantes que l'émergence à vif de la conflictualité adolescente.

Bibliographie

Aulagnier, A. (1989). « Se construire un passé », *Journal de la Psychanalyse de l'Enfant*, 7, pp. 191-220.

Freud, S. (1871-1881). *Lettres de jeunesse*, Paris : Gallimard, 1990.

Freud, S. (1893-1895). *Œuvres complètes. Tome II. Études sur l'hystérie et textes annexes*, Paris : PUF, 2009.

Freud, S. (1894). « Les névropsychoses de défense », in *Œuvres complètes, Tome III (1894-1899)*, Paris : PUF, 1989, pp. 1-18.

Freud, S. (1895). 'Projet d'une psychologie,' in *Sigmund Freud. Lettres à Wilhelm Fliess (1887-1904)*, Paris : PUF, 2006, pp. 593-693.

Freud, S. (1895 b). 'Du bien-fondé à séparer de la neurasthénie un complexe de symptômes déterminé, en tant que "névrose d'angoisse"' in *Œuvres complètes, Tome 3 (1894-1899)*, Paris: PUF, 1989, pp. 29-58.

Freud, S. (1895 c). 'Obsessions et phobies,' in *Oeuvres complètes, Tome 3 (1894-1899)*, Paris: PUF, 1989, pp. 19-28.

Freud, S. (1895 f). 'Sur la critique de la "névrose d'angoisse",' in *Œuvres complètes, Tome 3 (1894-1899)*, Paris: PUF, 1989, pp. 59-78.

Freud, S. (1895 j). 'La migraine de Moebius' in *Œuvres complètes, Tome 3 (1894-1899)*, Paris: PUF, 1989, pp. 97-103.

Freud, S. (1896 a). 'L'hérédité et l'étiologie des névroses,' in *Œuvres complètes, Tome 3 (1894-1899)*, Paris: PUF, 1989, pp.105-120.

Freud, S. (1896 b). 'Nouvelles remarques sur les névropsychoses de défense,' in *Œuvres complètes, Tome 3 (1894-1899)*, Paris: PUF, 1989, pp. 121-146.

Freud, S. (1896 c). 'Sur l'étiologie de l'hystérie,' in *Œuvres complètes, Tome 3 (1894-1899)*, Paris: PUF, 1989, pp.147-180.

Freud, S. (1898 a). 'La sexualité dans l'étiologie des névroses,' in *Œuvres complètes, Tome 3 (1894-1899)*, Paris: PUF, 1989, pp. 215-240.

Freud, S. (1898 b). 'Sur le mécanisme psychique de l'oubliance,' in *Œuvres complètes, Tome 3 (1894-1899)*, Paris: PUF, 1989, pp. 241-251.

Freud, S. (1899). 'Des souvenirs-couverture,' in *Œuvres complètes, Tome 3 (1894-1899)*, Paris: PUF, 1989, pp. 253-276.
Freud, S. (1900). *L'interprétation des rêves*, Paris: PUF, 1968.
Freud, S. (1905). *Trois essais sur la théorie sexuelle*, Paris : Flammarion, 2019.
Green, A. (2000). *Le temps éclaté*. Paris : Minuit.
Houssier, F. (2018). *Freud adolescent*, Paris : Campagne-Première.
Houssier, F., Bonnichon, D., Blanc, A., Vlachopoulou, X. (dir.). *Cartes postales, notes et lettres. De Sigmund Freud à Paul Federn (1905-1938)*, Paris : Ithaque, 2018.
Houssier, F. (2021). « Freud et ses doubles. L'adolescence et son après-coup », *Cliniques méditerranéennes*, 104, 2, pp. 247-261.
Houssier, F. (2024). « Emma Eckstein, entre hystérie et psychose pubertaire : traumatismes sexuels et fixité hallucinatoire à l'adolescence », *Cahiers de l'enfance et l'adolescence*, 12, à paraître.
Houssier, F., Haidar, H., Brault, A., Bonnichon, D. (2024). « L'adolescence dans l'œuvre de S. Freud : les lettres à W. Fliess. Névroses de l'adolescence et théorie de l'après-coup (1893-1900) », *Nouvelle revue de l'enfance et de l'adolescence*, 11, à paraître.
Rocah, B. S. (2002). « The language of flowers: Freud's adolescent language of love, lust and longing », *Psychoanalytic Study of the Child,* 57, p. 377-399.
Vichyn, B. (2002). « Eckstein Emma », in De Mijolla A. (dir.), *Dictionnaire international de la psychanalyse*, Paris : Calmann-Levy, p. 483.

RÉSUMÉS et MOTS-CLÉS

Prémisses de la trace et de la symbolisation : un atelier à médiation psychothérapeutique argile avec des enfants autistes en IME

Claude Sternis

Résumé : Aux origines de la trace est le développement de l'altérité, donc de la symbolisation. Nous présenterons ici comment, dans un atelier psychothérapeutique d'argile, s'effectua, pour Amin, 8 ans, autiste mutique, cette émergence, d'abord éphémère (mouvements, jeux d'eau, vagues empreintes) puis peu à peu signifiante, adressée, à partir du partage transfero-contre-transférentiel et groupal et du travail du cadre, jusqu'au repérage d'un dedans, la réalisation de préformes, et un début de langage.

Mots-clés : Autisme-Médiation thérapeutique-Symbolisation, Terre-Trace

Premise of Trace and Symbolisation: workshop with clay psychotherapeutic mediation with autistic children in IME

Claude Sternis

Abstract: At the origins of the trace is the development of otherness, and thus of symbolisation. We will present here how, in a clay psychotherapy workshop, this emergence took place for Amin, 8 years old, mute autistic children, initially ephemeral (movements, water games, vague imprints) and then gradually becoming significant, addressed, through transference-countertransference sharing and group work, and the work of the framework, until the identification of an inner self, the creation of pre-forms, and the beginning of language.

Keywords: Autism-Therapeutic mediation – Symbolisation, Earth – Trace

Dans les bidonvilles de Tananarive, des ateliers de jeu libre… pour soigner la malnutrition ?

Gwenola Ghanes

Résumé : Une psychologue face à des enfants qui ont faim : incongru ?
L'atelier ouvre pourtant un espace pour observer, se rencontrer, étayer. Introduire du jeu chez l'enfant et dans les liens, permet de relancer les processus de symbolisation et de redonner l'appétit… de vivre. Le cadre-dispositif de l'atelier favorise un maillage entre les dyades parents enfants, au sein du groupe et dans l'institution.

Mots-clés : Nutrition — Précarité — Jeu -Atelier à médiation

In Tananarive's slums, free play workshops … to care malnutrition?

Gwenola Ghanes

Abstract: A psychologist facing hungry children: incongruous? However, the workshop opens up a potential space, to meet, support. Introduce play to the child and to the bonds, helps to restart symbolisation processes and to restore the appetite … to live. The workshop's framework promotes a weaving between the parent-child dyads, within the group and in the institution.

Keywords: Nutrition-Precariousness-Play-Mediation Workshop

L'atelier psychothérapeutique terre comme possibilité de symbolisation. Le cas de Zoé

Angélina Bonnet, Maud Bouyssi, Laure Lambron, Karine Macocco, Hélène Piana

Résumé : Cet article aborde le cadre d'un atelier terre auprès d'enfants d'une dizaine d'années en Centre Accueil Thérapeutique à Temps Partiel. Nous présenterons d'abord le cadre institutionnel de l'atelier terre. Puis, à partir de la présentation du cas de Zoé, nous questionnerons ce en quoi le groupe psychothérapeutique terre a pu éventuellement relancer ses processus de symbolisation. Pour ce faire nous aborderons la spécificité du média terre et les processus à l'œuvre au sein d'un groupe.

Mots-clés : Symbolisation — Terre — Enfants — Groupe psychothérapeutique

The psychotherapeutic framework clay as a possibility of symbolisation. The case of Zoe.

Angélina Bonnet, Maud Bouyssi, Laure Lambron, Karine Macocco, Hélène Piana

Abstract: This article explores the framework of a clay working group for children around ten years old at a Part-Time Therapeutic Care Center. We will first present the institutional context of the clay working group. Then, through the case study of Zoé, we will examine how the clay psychotherapy group may have potentially reactivated her symbolisation processes. To this end, we will address the specificity of clay as a medium and the process at work within the group.

Keywords: Symbolisation – Clay – Children – Psychotherapeutic group

L'improvisation théâtrale : du corps agi à l'acte créatif

Francois Blauwart, Charlotte Marcilhacy

Résumé : À partir de l'expérience d'un groupe à médiation théâtrale par l'improvisation accueillant des enfants suivis en pédopsychiatrie seront interrogés les enjeux du corps et leur possible métaphorisation à travers les potentialités expressives et réflexives réactivées par le jeu théâtral : l'espace scénique, à l'intérieur des conventions qu'il instaure, permettant à ces jeunes patients de figurer des vécus saturés en indices corporels et de les transformer à travers un imaginaire partagé.

Mots-clés : Improvisation théâtrale — corps — contenance psychique — groupe thérapeutique

Theatrical improvisation: from the acted body to the creative act

Francois Blauwart, Charlotte Marcilhacy

Abstract: Based on the experience of a group with theatrical mediation through improvisation welcoming children followed in child psychiatry, the issues of the body and their possible metaphorization will be questioned through the expressive and reflexive potentialities reactivated by theatrical play: the stage space within the conventions that it establishes, allowing these young patients to represent experiences saturated with bodily indices and to transform them through a shared imagination.

Keywords: Improvisational theatre – Body – psychic containment – therapeutic group

Marcher « hors les murs » : une méthode clinique de l'itinérance thérapeutique.

Julia Violon

Résumé :

Dans le cadre d'un travail de thèse, nous avons modélisé un dispositif « itinérance hors les murs » qui consiste à proposer des sorties hebdomadaires en psychiatrie, ici auprès de jeunes patients accompagnés en Centre Médico-Psychologique. Il sera ainsi question de comprendre comment l'itinérance reconfigure le cadre de la rencontre clinique, en mettant en lumière les processus en jeu, ainsi que la place et la fonction des thérapeutes dans un cadre-dispositif non plus statique, mais en mouvement, engageant un processus de co-construction et de redéfinition des limites.

Mots clés : Médiation thérapeutique, Psychothérapie de groupe, Enfant-Adolescents, Cadre-dispositif, Alliance thérapeutique.

Walking "outside the walls": a clinical method of therapeutic strolling

Julie Violon

Abstract:
As part of a doctoral research project, we developed a model for a "strolling outside the walls" approach, involving weekly outings in psychiatry, in this case to young patients in a Medical and Psychological Center. The aim is to understand how strolling reconfigures the setting for clinical encounters, highlighting the processes at play, as well as the place and function of therapists in a setting-disposition that is no longer static, but in motion, engaging in a process of co-construction and redefinition of limits.

Key words: Therapeutic mediation, Group psychotherapy, Child-Adolescent, Setting-Disposition, Therapeutic alliance.

L'intérêt du cadre temporel en orthophonie dans un groupe « Contes en scènes » en CMP, pour des enfants latents

Céline Dupuy

Résumé : Le conte, par sa temporalité et sa transformation des angoisses archaïques, offre une matrice à la symbolisation et à la mémorisation et relie le temps objectif au temps subjectif. La structure du conte, la mise en place d'un cadre temporel précis (la temporalité et le rythme) et le travail en groupe thérapeutique fermé, nous paraît offrir un support intéressant, en orthophonie, pour les troubles des apprentissages chez les enfants latents. L'expérience d'un groupe « contes en scène » en CMP et ses effets sera exposée ici.

Mots-clés : symbolisation-latence-temporalité-groupe conte — orthophonie

Abstract: The tale, through its temporality and its transformation of archaic anxieties, offers a matrix for symbolisation and memorisation and links objective time to subjective time. The structure of the story, the establishment of a precise temporal framework (temporality and rhythm) and the work in a closed therapeutic group, seems to us to offer an interesting support, in speech therapy, for learning disorders in latent children. The experience of a "storytelling" group in CMP and its effects will be presented here.

Keywords: Symbolisation, Latency, Temporality, Storytelling group, Speech therapy

De la pratique photographique à la trace écrite.
Un atelier photo (sténopé) — écriture

Elen Geffroy

Résumé: L'adolescence amène des remaniements psychiques et cognitifs. Pour certains jeunes, ce passage est douloureux et parasite leur organisation intellectuelle. Tout se passe comme s'ils n'arrivaient plus à s'appuyer sur leurs représentations internes pour donner du sens aux expériences vécues. Nous tenterons dans cet article de montrer qu'un atelier photo-écriture constitue une démarche intéressante pour retravailler leurs processus de symbolisation, et, indirectement, jouer sur leurs expériences d'apprentissages.

Mots-clés : Adolescence-écriture-médiations-sténopé-symbolisation.

From the practice of photography to written trace.
A photography (pinhole camera) and writing workshop

Elen Geffroy

Abstract: Adolescence brings with it psychic and cognitive changes. For some of them, this transition is painful and interferes with their intellectual organisation. It's as if they can no longer rely on their internal representations to make sense of their experiences. In this article, we'll try to demonstrate that a photo-writing workshop is an interesting way of work on their symbolisation processes, and indirectly influencing their learning experiences.
Keywords: Adolescence-writing-mediations-pinhole, symbolisation.

Médiation équine auprès d'adolescents délinquants : de la mimèsis à l'introjection.

Alix Deswazieres

Résumé : À la lumière de la clinique contemporaine, nous souhaitons présenter une médiation spécifique en appui sur le tissage relationnel du « vivant non-humain », dans un cadre de recherche clinique. Le dispositif de médiation équine à destination des adolescents judiciarisés vient ouvrir les portes de l'inédit chez des jeunes se situant dans l'évitement de toute modalité d'emprise, qui plus est, vivant la relation de soin comme une contrainte. Nous verrons comment la rythmicité des interactions avec le cheval remobilise les liens entre adolescents, éducateurs et psychologues, et ceci à partir et au-delà de l'imitation.

Mots-clés : Adolescence — Délinquance — Médiation animale — Mimétisme — Introjection

Equine Mediation with young delinquents: from mimesis to introjection

Alix Devazieres

Abstract: Contemporary clinical research is increasingly turning to the "non-human living" in mediation. Offering equine mediation to teenagers in conflict with the law opens the door to new perspectives for young people escaping confinement and control, experiencing the care relationship as coercion. In the rhythmicity of interactions in the presence of the horse, the bonds between teenagers, educators and psychologists seem to take on a dimension beyond imitation.

Keywords: Adolescence – Delinquency – Animal mediation – Mimicry – Introjection

« *Don't tell it, show it* » : YouTube comme support au travail pubertaire en médiation thérapeutique groupale avec des adolescents.

Aurore Caffier, Marion Haza-Pery

Résumé : À partir de séquences cliniques issues d'un dispositif groupal de médiation « partage de vidéos sur YouTube » auprès d'adolescents en hôpital de jour et en MECS (Maison d'Enfants à Caractère Social), cet article explore comment les objets culturels présents sur YouTube peuvent devenir des représentants du travail du pubertaire. Le titre « Don't tell it, show it » renvoie à une séquence clinique que nous présentons, ainsi qu'à la manière dont l'image, au sein du dispositif, peut suppléer à l'expression verbale. Ainsi, le partage de vidéos constitue une forme d'expression de contenus psychiques par la suite transformables au sein du dispositif thérapeutique groupal.

Mots-clés : Médiation numérique-adolescence-groupe thérapeutique -vidéo-pubertaire

« *Don't tell it, show it* » : YouTube as pubertary work support in therapeutic group mediation with adolescents.

Aurore Caffier, Marion Haza-Pery

Abstract: Based on clinical sequences from therapeutic groups with mediation by « sharing YouTube videos », conducted over two years with adolescents in a day hospital and a social child welfare institution, this article explores how cultural objects present on YouTube can become representations of the pubertary work. The title « Don't tell it, show it » refers to a clinical sequence we present, as well as to how images can replace verbal expression within the framework. Video-sharing serves as a form of expression for psychic content that can subsequently be transformed within the group therapeutic framework.

Keywords: Digital mediation-adolescence-therapeutic group-video-the pubertary

Une médiation mixte « jeu vidéo et écriture » : entre narrativité et symbolisation

Elisa Ribeiro Meirelles, Marion Haza-Pery

Résumé : Nous analysons les processus impliqués dans une médiation psychothérapeutique mixte « jeu vidéo et écriture », mise en place auprès de groupes d'adolescents pris en charge par les services de la protection de l'enfance. En nous appuyant sur la complémentarité entre ces deux objets médiateurs, nous montrons comment les différents temps des séances alternent entre narration et symbolisation, dimensions essentielles de la vie psychique pour des jeunes dont l'histoire familiale est souvent marquée par l'instabilité.

Mots-clés : jeux vidéo-écriture-adolescence-protection de l'enfance-médiation thérapeutique

A Mixed Mediation: "Video Game and Writing": Between Narrative and Symbolisation

Elisa Ribeiro Meirelles, Marion Haza-Pery

Abstract: We analyse the processes involved in mixed psychotherapeutic mediation combining video games and writing, conducted with groups of adolescents in child protection. By relying on the complementarity between these two mediating objects, we highlight how the different phases of the sessions alternate in connecting narration and symbolisation, two essential aspects of psychological life, especially for young people whose family history is often unstable.

Keywords: video games, writing, adolescence, child protection, therapeutic mediation.

Une fresque sur les murs de l'hôpital : intérêts d'un groupe thérapeutique artistique avec des adolescents

Hervé Fuetterer

Résumé : L'article présente la réalisation d'une fresque par 8 adolescents accompagnés par une artiste en CMP/CATTP de psychiatrie de l'adolescent. L'expérience groupale s'apparente à un rite de passage avec sa dimension de promotion du sujet. L'écrit cherche à montrer la fécondité d'un dispositif de médiation thérapeutique artistique dans la clinique actuelle.

Mots-clés : Groupe thérapeutique-adolescent-estime de soi-socialisation

A mural on the hospital walls:
The benefits of an art therapy group with adolescents

Hervé Fuetterer

Abstract: This article presents the creation of a mural by 8 young adolescents, accompanied by an artist, in an adolescent psychiatry outpatient clinic (CMP/CATTP).
The group experience resembles a rite of passage with its dimension of promoting the individual.
The paper seeks to show the efficacy of therapeutic mediation devices in current clinical practice.

Keywords: Therapeutic group, adolescent, post-traumatic stress disorder, self-esteem, socialisation.

Pubertaire et virtuel numérique, une rencontre

Zein El Abidine Mansour, Marion Haza-Pery

Résumé : De nos jours, les adolescents baignent dans le monde numérique où leurs interactions se déroulent de plus en plus à travers des écrans, leur offrant un autre moyen d'exprimer leurs sentiments. Les fantasmes sexuels des adolescents en ligne prennent en premier lieu une tonalité narcissique, auto-centrée, puis c'est le manque de la rencontre charnelle qui voit le jour.
En nous basant sur deux entretiens cliniques, nous constatons que les relations basées sur des échanges de photos ou de vidéos ne comblent pas pleinement les besoins émotionnels et sexuels des adolescents, le contact charnel étant une composante essentielle pour leur développement.

Mots-clés : Adolescence, virtuel, numérique, rencontre, sexualité.

Puberty and the Digital Virtual: An Encounter

Zein El Abidine Mansour, Marion Haza-Pery

Abstract: Nowadays, teenagers are immersed in the digital world where their interactions are increasingly taking place through screens, offering them another way to express their feelings. The sexual fantasies of teenagers online first take on a narcissistic, self-centred tone, then it is the lack of carnal encounter that emerges. Based on two clinical interviews, we find that relationships based on photo or video exchanges do not fully meet the emotional and sexual needs of adolescents, carnal contact being an essential component for their development.

Keywords: Adolescence, virtual, digital, encounter, sexuality.

L'adolescence dans l'œuvre de S. Freud (1894-1899) : d'une étiologie organico-sexuelle à la découverte de l'infantile

Houssier F., Chevalier J., Bonnichon D., Brault A., Haidar H.

Résumé : Dans ce tome 3 des Œuvres complètes de S. Freud, nous explorons les thématiques ou les angles psychopathologiques liés à l'adolescence. Au cours des six ans que recouvrent les articles de ce tome 3, on voit poindre l'émergence des termes « psychanalyse » ou « psychothérapie psychanalytique », le passage des théories adolescentes prises dans une psycho-sexologie concrète à la prégnance de la sexualité infantile, l'introduction plus franche de l'inconscient, ou encore de la dimension source de la névrose du traumatisme et de ses liens avec la problématique incestueuse, ouvrant sur une temporalité biphasée du souvenir. D'une théorie causale du symptôme qui insiste dans les névroses actuelles, Freud relègue l'adolescence à un temps de réaction au traumatisme infantile, à ceci près que celle-ci reste dominante dans sa dimension de déclencheur quantitatif de la névrose, notamment via la pratique excessive de la masturbation.

Mots-clés : S. Freud – Adolescence – Masturbation – Névrose – Souvenir-écran – Traumatisme

Adolescence in the Work of S. Freud (1894–1899): From an Organico-Sexual Aetiology to the Discovery of the Infantile
Houssier F., Chevalier J., Bonnichon D., Brault A., Haidar H.
Abstract: In the third volume of the Complete Works of S. Freud, we explore themes or psychopathological angles related to adolescence. Over the six years covered by the articles in Volume 3, we see the emergence of the terms "psychoanalysis" or "psychoanalytic psychotherapy", the transition from adolescent theories caught up in a concrete psycho-sexology to the prominence of infantile sexuality, the franker introduction of the unconscious, or the source dimension of trauma neurosis and its links with the incestuous problematic, opening onto a two-phase temporality of memory. From a causal theory of the symptom that insists on current neuroses, Freud relegates adolescence to a time of reaction to infantile trauma, except that it remains dominant in its dimension as a quantitative trigger of neurosis, notably via excessive masturbation.

Keywords: S. Freud – Adolescence – Masturbation – Neurosis

Structures éditoriales du groupe L'Harmattan

L'Harmattan Italie
Via degli Artisti, 15
10124 Torino
harmattan.italia@gmail.com

L'Harmattan Hongrie
Kossuth l. u. 14-16.
1053 Budapest
harmattan@harmattan.hu

L'Harmattan Sénégal
10 VDN SICAP AMITIE 3
BP 45034 Dakar-Fann
direction@senharmattan.com

L'Harmattan Cameroun
Tsinga/Derrière polyclinique FECAFOOT
BP 11486 Yaoundé
Jacques.koukam@harmattan.fr

L'Harmattan Burkina Faso
Villa 281, secteur 23 623, rue 14.32
Ouagadougou
zagbie@outlook.fr

L'Harmattan Guinée
Almamya, rue KA 028 OKB Agency
BP 3470 Conakry
harmattanguinee@yahoo.fr

L'Harmattan RDC
185, avenue Nyangwe
Commune de Lingwala - Kinshasa
matangilamusadila@yahoo.fr

L'Harmattan Congo
219, avenue Nelson Mandela
BP 2874 Brazzaville
deunovmikhael@gmail.com

L'Harmattan Mali
Immeuble Mgr Jean Marie Cissé
Aci Hamadallaye
BP 145 Bamako
syllaka@yahoo.fr

L'Harmattan Togo
Djidjole – Maison Amela
face EPP BATOME
02 BP 20680 Lomé
didieramela11@gmail.com

L'Harmattan Côte d'Ivoire
Résidence Karl – Cité des Arts
Abidjan-Cocody
03 BP 1588 Abidjan
harmattan.ivoire@gmail.com

L'Harmattan Bénin
Rue 604, (Immeuble à l'entrée
de la rue UCAO- Cite de Saint-Jean)
Cotonou
stepcorpus@gmail.com

Nos librairies en France

Librairie internationale
16, rue des Écoles
75005 Paris
librairie.internationale@harmattan.fr
01 40 46 79 11
www.librairieharmattan.com

Librairie des savoirs
21, rue des Écoles
75005 Paris
librairie.sh@harmattan.fr
01 46 34 13 71
www.librairieharmattansh.com

www.ingramcontent.com/pod-product-compliance
Lightning Source LLC
LaVergne TN
LVHW010921061026
849535LV00007B/2171